40歳からはカラダで差がつく!
エリートの最強コンディショニング

上野啓樹
Keiju Ueno

マガジンハウス

40代は男にとって分岐点とも言える年代です。会社での責任は重くなって自分の時間がとりにくくなる反面、基礎代謝が落ちるので、筋肉量も減り脂肪が増えやすくなります。ゆえに、体が疲れやすくなる傾向にあります。そんな中で、シャープな体型や見た目の良さを保ち、毎日が決戦のビジネスアスリートであり続けるために、最強のコンディショニングで仕事に臨む習慣をつけましょう！

40歳からはカラダで差がつく!
エリートの最強コンディショニング　目次

序章

健康こそが、40代の仕事のデキを分ける――027

第1章

40代はシャープな体で仕事に臨む――043

第2章 病気のリスクを減らす食事習慣

第3章 ポジティブな時間管理が仕事の質を上げる――163

第4章

潜在能力を引き出す健全なる思考 —— 185

はじめに

「朝はフルーツと水だけ！」

「仕事の効率を上げたければ、しっかりランチをとるな！」

「肉は食べなくても栄養は偏らない！」

「カロリー計算をするな！」

「体調が悪いことを年齢のせいにするな！」

「結果より原因に目を向けろ！」

「明日、死ぬと思え！」

「自分時間の習慣をつけろ！」


僕がセミナーでこのような話をすると、たいていの人はびっくりします。「朝ご飯はしっかり食べたほうがいいんじゃないの？」「カロリー計算をしないと食べすぎちゃう」「明日、死ぬって、どういうことですか？」などと矢継ぎ早に質問がきます。特に最近、40、50代の経営者の方のセミナーに呼ばれることが多いのですが、「歳だから太ったり調子が悪いのは仕方ないでしょ」と反論されます。

巻頭でも述べたように、40歳を過ぎると基礎代謝量が落ちるので太りやすくなり、若い頃と比べて疲れも抜けにくくなります。また仕事での責任が重くなり、自分をケアする時間が少なくなります。そして日本人男性の平均寿命は、80・5歳。40歳は、いわば人生のターニングポイントでもあるのです。

本書では、そんな40代のビジネスマン諸氏が、具体的にどうやって24時間を過ごせばいいのか、その秘訣を公開していきますが、その前に、医者でも栄養士でもない僕が、なぜこのようなメソッドや考え方に行き着きついたのかをお話しします。太りすぎて二重アゴに三段腹、サッカーをすれば5分で息が上がり、妹がプレゼントしてくれたTシャツもきつすぎて着られない……半ば投げやりになり、何をするにもイライラして、ネガティブだった30歳手前の自分が、どうやって痩せ、生活習慣や性格を変えていったのか、少し長くなりますが聞いてください。

若い頃は、いつもイライラしていた

子供の頃はお山の大将で勉強嫌い、遊んでばかりいる子供でした。サッカーの試合中に判定に納得がいかず審判に突っかかって退場させられたり、相手選手に蹴られたときは、怒って大乱闘になったこともあります。久しぶりに同窓会に行けば、「よくお前には、いじめられたなあ」と地元の同級生たちに笑われるほど。

社会人になっても、すぐにイラッとする性分は変わらなかったこともあり、上司から笑われたこともあります。妙な正義感から歩きタバコをしている人や、ポイ捨てする人、電車で席を譲らない人を見ただけでイライラしていました。丁寧に注意をすればいいのに、すぐに頭に血が上ってしまうのです。そのイライラは今、思えば、添加物が多い惣菜や肉食中心の食生活が関係していたのかもしれません。

そんな「お山の大将」も27歳になった頃から、コンディションが上がらず頭はぼんやり。風邪は季節の変わり目に引くのが当たり前のようになり、疲れやすく、いくら寝ても眠くて仕方ありません。以前と比べ、サッカーの試合に出ても体のキレが悪くなりました。体重は昔と変わらず65キロをキープしていたにもかかわらずバテやすくなってきたのです。

やはり歳なのでしょうか。「もう30歳手前だし」が口癖のようになってきました。体のキレが悪くなってくると、だんだん動くのも面倒になり、社会人サッカーの練習もサボりがちになり、試合にも出なくなりました。時間が空いた僕は、手持ち無沙汰になり、ストレスを解消のために甘いものを求めるようになっていったのです。

当然、どんどん体重は増え、見た目も変わっていきます。職場では、お金を出し合って、いつでもおやつを自由に食べられるように、お菓子のカゴが置いてあり、職場で一番多くお菓子に手を出していたのは僕でした。

「もっと甘いものを」とクッキーに練乳をかけて食べているうち、ついにチューブから直接、練乳を飲む〝練乳ドランカー〟に！　唯一の救いは家系的にお酒が飲めなかったこと。もし、これでお酒まで飲めていたら、きっと糖尿病まっしぐらだったかもしれません。

仕事中も常に眠く、午前中はなんとなく仕事をしているふりをして、午後は「外回りしてきます」と告げて車の中でぐうぐう寝てました。夕方にようやくエンジンがかかり、夜遅くまで仕事をしていたので、同僚からは仕事熱心だと思われていたようです。しかし、その実態は、仕事は遅く、勤務態度も悪く、効率も上がらないダメ職員だったのです。

●15キロ増え、5分と走れない体に

そんな生活を続けて2年後、果たしてどうなったか？　身長173センチ、体重65キロ、体脂肪15％の体が、15キロ増えて体重80キロ、体脂肪28％に。二重あごで三段腹、パンツ類はすべて入らなくなりました。当時の写真がほとんど残っていないのは、太っている自分を撮りたくなかったからでしょう。内臓脂肪値は

29歳というのに、40代の平均値である「9」に増えていたのです。

そんなある日、東京に出て僕と2年ほど会っていない妹から当時、はやっていたピチTが送られてきました。悲しいかな、着てみたら小さすぎて入りません。友人にも手伝ってもらってなんとか着ようと試みたのですが、胸の位置でTシャツがつっかえてしまうのです！　僕の変わり果てた姿を知らない妹は、「えっ⁉せっかく送ったのに着られない？　だって、お兄ちゃん、Lサイズだったよね？」と電話口で抗議するのですが、妹よ、それは2年前の話です。

そんな時、昔のサッカー仲間から「人数足りないんだけど、久しぶりに試合に出てくれないか」と頼まれました。サッカーには復帰はしたい。けれども、デブになった自分が走れるだろうか？　心配は的中、ホイッスルが鳴り、試合開始5分後、すでに息が上がり、動けなくなりました。

サッカーをやめる2年前、体のキレは悪いものの、フル出場しても足りないくらいスタミナには自信があったのです。それが、まさか5分足らずで引っ込むわけにもいかず、なんとか10分ほど走ったところで「足がつった！　ごめん！」と嘘をついて交代しました。その時の情けない気持ちといったら……。

2年間、まるで自分の体と向き合わなかったことを、その時、強烈に反省しました。体型だけではありません。冷え性で寒がり。ヒート・テックならぬ〝ミート・テック〟が体を覆っているのに、なぜ寒いのか首をひねるばかり。太れば太るほど風邪も引きやすく、便秘もひどくなり、1週間、便が出ないこともザラにありました。その上、体が重くなったことが原因で腰痛にもなり、高いマッサージチェアを買ったり、整体に通うはめになったのです。

太るデメリットは、体調が悪くなりお金がかかるだけではありません。メンタルも坂を転がるように悪くなります。体型を隠す服しか選べませんから、おしゃれもプライベートも楽しめません。その結果、自分に自信が持てず、人と会うのが億劫になり、毎日がおもしろくなくなります。「これからどうなるんだろう?」と未来も悲観しがちになり、気持ちもどんどん暗くなっていくのです。けれども、これは誰のせいでもありません。結局、悪い生活習慣を積み重ねてきた自分のせい。悪い積み重ねは、〝罪重ね〟なのです。

●太ったなら走ればいい……その結果は？

心機一転！　痩せるためには、前のように運動をするしかない。そう考えた僕は仕事が終わってから毎晩4キロ走ることにしました。息が上がりながらも、最初の1週間でじょじょに体重が落ちていきます。レコーディングダイエットなら簡単で効果があると聞き、エクセルで、体重、体脂肪、BMI（肥満度）を記録しました。

数字が少しずつ落ちていくのが楽しく、なんとか続けられそうだと思った矢先、無理して走ったせいか、足首を捻挫してしまったのです。悲しいことに、治るまで1週間、ジョギングを休み普通に食事をしていたら、すぐに体重が元に戻りました。

これでは続けられないと、知り合いの栄養士さんのところに行って、栄養学を教えてもらうことにしたのです。その時まで「動物性たんぱく質」や「有酸素運動」という単語すら知りませんでした。栄養士さんに言われるままに、油や肉、炭水化物は極力控え、しっかりカロリー計算もしたおかげで一か月後、２、３キロ痩せたのです。

　しかし、ある日、栄養管理について聞きたいことがあって栄養士さんを訪ねると、風邪でしばらくお休み。その時、僕は「え〜！　栄養士さんも風邪を引くの?!」と驚きました。仕方なく、今度は保健師さんのところに行ってみたら、その方が丸々と太っているのです。「栄養や保健のプロたちがなぜ体調を崩したり、太ったりするのか？」と疑心暗鬼になったとき、今度は自分も風邪を引いてしまいました。「教わったとおりに、忠実に実行しているのに、なぜ僕は風邪を引くのだろう？」と、熱が出た体でお粥を食べたり、水分補給としてスポーツ飲料を飲んでいたら、また、リバウンドしてしまったのです。

「不健康な栄養士さん、保健師さんが教える栄養学ではダメだ！」と、次に、門を叩いたのがトレーニングジムです。トレーナーさんから、「炭水化物や油ものは避け、サラダは適度に、黄身を捨て白身だけのゆで卵を1日10個と鶏のササミ、ブロッコリーを毎日食べること。そしてコンディションが悪い時はゆで卵の代わりに生卵を3個飲むように」と指導を受けました。また、健康と筋肉増強のため、勧められるままに7種類のプロテインに加え、27種類のサプリを飲み続けたのです。

2か月後、嬉しいことに体のあちこちに筋肉がつき、体重が減ってきたのですが、代わりにどんどん腰痛がひどくなったり、肌が乾燥したり、便秘もひどくなっていくのです。このまま続けていたら体が壊れてしまうのでは？と心配になり結局、やめました。最初に取り組んだランニング同様、やはり太ったまま運動をするのは、かえって危険だということにようやく気がついたのです。

●体が変わると心にも余裕

栄養学もダメ、運動もダメ。教えを乞う人がいなくなった僕は、人生ではじめて図書館に行きました。お恥ずかしいことに、31歳まで1冊もまともに本を読んだことがなかったのですが、それからというもの、生活習慣に関する本や医学書などを見つけては、毎日のように読みあさりました。

フルーツがデトックスにいいと分かれば果物屋に走り、水は人間にとって一番、大事と知れば、どのくらい飲めば調子がいいのか自分の体で実験しました。また、よく眠れない毎日を過ごしていたのですが、睡眠と脳の関係を知り、少しずつ生活習慣を改善していったのです。

するとどうでしょう？　体調がどんどん良くなり肌の色も変わっていきました。最初のうちは、果物の食べ方にも順番があることが分からず、やみくもに食べていたのですが、ひとつ、ひとつ、自分の体で試しているうちに、ある法則に気がつきました。試行錯誤しながらも健康を取り戻し、結果的に体重は落ちていったのです。

痩せたのはもちろん嬉しかったのですが、体の調子が劇的に良くなったことが驚きでした。ジョギングして捻挫することも、サッカーをして息が切れることもなくなりました。健康になってから運動すれば、あちこち痛くなることはないのです。

夕方まで職場でうとうとしていた僕は、朝五時に起きて仕事をするようになり、その後、風邪も引かず、腰痛もなくなり、いつも頭がクリアで仕事に没頭できるようになりました。

いきなり結果が出たわけではありません。ちょっとした積み重ねの差なのです。悪い習慣を積み重ねていけば、どんどん悪くなりますし、ただ同じことを繰り返す日々は停滞してしまいます。しかし、いいことを積み重ねれば、3か月後に、きちんと差が出てくるのだと分かりました。

●たったひとりのダイエット講座

体型や健康だけでなく、もうひとつ、変わったことがありました。少しのことでキレやすかった性格が、痩せてからおだやかになったのです。今でも腹の立つことはもちろんありますが、一度、頭のなかで咀嚼《そしゃく》して、冷静に判断できるようになったのです。昔の友人に会うと、「本当にあの啓樹?」と驚かれますし、今の僕と知り合った人に昔の話をすると、「え?　そんなにキレやすかったの?」と信じてもらえない程です。

コンディションが良くなり、ストレスも消え、自分に自信がついたからでしょう。気持ちが明るくなった僕は、公務員を辞めました。一生安泰だと思って勤めていたのですが、健康を手に入れ、「自分の力はこんなものじゃない！」「僕はもっとできるんだ！」と根拠のない自信に満ち溢れていました。そんな気持ちが沸々と湧いてきて起業しようと実家に戻ったのが31歳の時でした。……とはいえ、手に職がない自分にいったい何ができるのか？　普通は、やりたいことを見つけてから辞めるのでしょうけれど、実は何も考えてなかったのです。

そんな時、地元のカフェで隣に座っていた女性が、「今度、結婚するんだけど、式までにもう少し痩せたい」と言うのです。「自分が成功したダイエット方法を教えるよ。カロリー計算なし、運動なし、リバウンドなしだよ」と先生気分で、簡単にやり方を教えてあげたところ、彼女は1か月で3キロ痩せたと大喜びです。

その話を聞いた彼女の友人たちに「自分にも教えてほしい」と頼まれ、口コミで広がり、次々お呼びがかかるなか、こんなに喜んでもらえるなら、これを仕事にしたい、自分のダイエット方法を世に広めていきたいと考えました。最初は、たどたどしく教えていたのですが、少しずつプログラム化し、いろいろな人にアドバイスをもらったり、助けてもらって続けているうち、ある日、テレビのダイエット番組から声がかかったのです。「太った4人を3か月で20キロのダイエットさせる」という課題が出て成功に導いたところ、大反響となり、全国から指導に呼ばれるようになりました。

●健康を文化にしたい

ダイエットアカデミーを立ち上げ、1600名以上の卒業生のほとんどが2か月以内で約10キロのダイエットに成功していますが、決して痩せることがアカデミーの目的ではありません。体の中からキレイにする、活き活きとした人生を送るための指導をしています。

最初のうちは女性が圧倒的に多かったのですが、最近、40代の男性からの相談が増えてきました。40代のビジネスマンならスキルも上がっているので、仕事ができて当然。けれども、体調は悪く、ダイエットも続かず、体重が増えたことで腰痛や膝痛も多くなります。体調が悪ければ、仕事もはかどらず、職場にも負担をかけ、家族も心配しますが、40代は大病でもしない限り、健康をじっくり考える機会はなかなかないのです。病気をする前に、日々の体調を健やかに保つことこそ、この年代のするべきことでしょう。

「健康を文化にしたい」。その思いからこの本を書きました。40代になってもトップアスリートのように常に自分の体と向き合い、さぼることなくケアをしていれば、体も心も軽くなっていくはずです。

本書に書いてあることは、どれも僕が自分で試行錯誤しながら自分の体で実験した結果です。誰でもできますし、何か高いものを買うわけではありません。そして、時間管理やメンタル面のケアも健康と密接な関係があります。ひとりでも多くの人が間違いに気がつき自分の体と対話して考えてほしい。まわりの人もどんどん巻き込んで、一緒に健康を文化にしていきましょう。

いけてる？　いけてない？

40代の生活習慣チェック

- 会社の愚痴、家族の愚痴を言う □
- いつもアクビをしている □
- 遅刻が多い □
- 太っている □
- スーツがくたびれていて靴が汚い □
- 机が散らかっている □
- 〆のラーメンを食べている □
- 朝、ぎりぎりまで寝ている □
- 「まだやってません」が1日に1回 □
- よく風邪を引く □
- クローゼットのどこに何があるか分からない □
- ランチをお腹いっぱい食べている □

- シャワーだけでお風呂に浸かっていない
- 飲み会で隣の席がいつも空く
- 「疲れた」が口癖
- 駅の階段を使わずエスカレーターを使う
- いつも物を探している
- 電車やバスで席を譲ることはほとんどない
- すれ違うとき、よく肩がぶつかる
- 朝、起きたとき胃がムカムカする
- 寝るのはいつも午前
- 朝ごはんは、米かパンを食べている
- コーヒーをよく飲む
- 飲み物はペットボトルのお茶か炭酸
- カフェに寄るとついでにケーキも注文
- 風呂上がりの缶ビールとつまみで一杯が習慣だ

□□□□□□□□□□□□□□

- 飲み会では元をとるべくたくさん頼む
- 朝カフェの習慣がある
- 夜、ジムに行ったり走ったりする
- 小さいことでも腹が立つことが多い
- 残業が多い
- 午前中はボーッとしている
- 名前を二度、呼ばれることが多い
- 失敗したときに、応急処置だけで済まして忘れてしまう
- 数年前の嫌なことも、よく思い出す
- どちらかというとネガティブだ
- SNSで友人の楽しそうな様子に嫉妬してしまう

□□□□□□□□□□□

10個以下の人

あなたは、健康に気を使い、午前中からフル回転の優秀なビジネスマンです。10年後も元気に働けるよう、チェックを入れたところを見直して、自分の理想に向かって邁進してください。

11～20個あてはまる人

あなたは、やる気はあるのですが、間違った知識を信じて毎日を過ごしているようです。テレビなどの情報に惑わされず、ひとつひとつ自分の目で確かめましょう。今からでも遅くありません。

21個以上あてはまる人

いつもだるく、気分も重い。そんなあなたは、病気街道まっしぐらです。この本を熟読して、チェックをひとつずつクリアにしていきましょう。自分の人生を今こそ振り返り、生活習慣を見直してみましょう。

序章

健康こそが、40代の仕事のデキを分ける

いくら仕事のスキルや経験があっても、
体にガタが来ていては実力を発揮できない。
40代以降の仕事は特に健康のマネジメントが左右する。

1

40代社員に一番望むことは風邪を引かないこと

みなさんの理想のビジネスマン像と言えばどんなタイプでしょうか？　頭の切れは鋭く、仕事の効率も良く、順調に出世する『課長島耕作』のような人でしょうか？　それとも部下には慕われ、大事なときに頼りになる熱血漢の『サラリーマン金太郎』タイプでしょうか？

では、反対に会社が望んでいる理想の40代の社員像は、どんなタイプだと思いますか？

経営者は、島耕作なんて現実にそうそういないことは分かっています。そんなスーパーサラリーマンがいたら、会社は何人でも雇いたいところですが、そういった人は、自分で起業しているか、もっとお給料が高い会社に転職しているかもしれませんね。それよりも、最低限、「仕事はそこそこできればいいから、健康に気をつけ、やたらと休まないでほしい」と考えています。

とある生命保険会社の社長さんも「仕事で一番、大切なことは風邪を引かないこと」と言っていましたが、これは的を得ています。なぜなら、多くの社長さん……特に中小企業では社員一人ひとりが大きな戦力ですから、休まれることが一番、困るのです。

僕が健康やダイエットの仕事をしているからか、中小企業の社長さんとは、景気や営業成績の会話よりも、「今、社内で風邪がはやっていて」「この間、うちの営業がぎっくり腰になっちゃって」といった病気や怪我の話で盛り上がります。

何も有給を取らずにがむしゃらに働きなさいと、ブラック企業のようなことを言っているわけではありません。計画的に休むのと突然、休まれるのは大きく違います。**その人しか分からない打ち合わせなら、お客さんも困りますし、もし当日、プレゼンならば、何日もかけて準備してきたその時間と払ったお給料が無駄になってしまうのです。**

アスリートも似たところがあります。どんなに優秀な投手だろうと、優勝がかかるここ一番の試合の日に熱を出したり、怪我をしたりされては雇った意味がないのです。それなら二番手でいいから常に調子が良く、肝心な時に全力を出してチームに貢献してくれる健康なベテラン選手のほうがありがたいのです。

check!

二番手でいいから いつでも健康でいる社員を目指す

2 スキルを支えるのは健康な体と心

　仕事ができる＝スキルがある。そう考えている人は多いでしょう。40代ならば経験もあるので、スキルはあって当然です。けれど、どんなに格好いいフェラーリを持っていてドライビングテクニックがあっても、体調が悪い時に運転しては事故を起こす確率が高まりますし、イライラして雑な運転をするなら乗らないほうがいいのです。

　つまり、スキルだけ持っていても力を発揮できなければ意味はなく、体と心の健康があってこそ人は輝くのです。昔、ドラフト上位で入団したものの、こってりしたものが大好きで、どんどん太ってしまった野球選手がいました。球団からは、とにかく痩せないと1軍に戻さないと通告されたにもかかわらず、こっそり夜中にフライドチキンを買いに行ったところを見つかり、痩せることなく結局、退団。本当に食べることが好きだったのでしょうが、自制できない心と太った体が、せっかくのスキルを台無しにしてしまったのです。

●メッシは体を絞ってから変わった

とどまることなく欲望に向かった野球選手と違って、自分の才能をきちんと育てることができたのは、アルゼンチン出身のＦＣバルセロナ所属のフォワード、リオネル・メッシ選手。２００９年から２０１２年まで４年連続でＦＩＦＡバロンドールを受賞し世界最優秀選手として世界に知られています。

僕はサッカーをこよなく愛し、メッシは大好きな選手の一人なのですが、彼のすごいところは、得点王としてのスキルだけではなく、日頃から体のメンテナンスを怠らないことです。ただでさえスリムなメッシが体をいつも以上に絞り軽くなった時、自身のゴールだけではなく、ほかの選手へのアシストでも得点が増えていることに気がつきました。より動く体になり、余裕が生まれ、周りがもっと見えるようになったのでしょう。

しかし、「調子がいいのは若い時だけ。そのうち歳で走れなくなる」と言う人もいます。確かに**年齢が上がると走る速度は努力しても遅くなります。しかし、その分、経験もスキルも上がるので総合点としては下がらないのです。**それを証明した選手が「キング」との愛称で呼ばれる日本の三浦知良選手なのです。

●三浦選手がなぜ50歳近くになっても現役でいられるのか？

三浦選手は、今や40代後半。彼が成功したのは、「もともと才能があるからでしょう？」と思うかもしれません。確かにうまい選手ではありました。ただ、それは日本国内での話で、ヨーロッパや南米の選手に比べると、正直、雲泥の差がありました。

しかし、当時、Jリーグもなかった頃、高校を中退してまで「ブラジルでプロになる」と海を渡り、言葉もできず、文化もまるで違う異国の地で、たった一人で這い上がった選手です。よほどサッカーが好きで、メンタルが強くなければ、できませんよね。三浦選手は、華やかに格好良く点を取る選手ではありません。

どちらかというと、日本的で泥臭く、いつでも必死にボールを追う選手です。

2002年ごろ、三浦選手は、一時、怪我に苦しんだ時期がありました。そのまま引退かと思いきや、見事に復活。それ以来、三浦選手は怪我や病気が驚くほど減ったのは、トレーニングだけではなく、生活習慣を変えたからです。全てはサッカーのために、バランスのいい食事を考え、酒もほとんど飲まず、とにかく早く寝るようにしたそうです。一日に何度も体重を測り、全体練習が休みの日でも毎日の習慣として走る。自分よりも才能のある人たちより活躍するために、レギュラーの座を守り、サッカーを続けるために、いつでも全力でできることは何でもする。三浦選手の姿勢こそ、プロの仕事ではないでしょうか？

三浦選手がサッカーのプロであるならば、みなさんはビジネスマンのプロなのです。ジャンルは違っても、いい仕事をするために全力を尽くすことが求められています。

僕は自分の社員が残業しようとすると、「さっさと帰って。明日、全力で集中してやってね」と追い出してしまいます。ダラダラ残業する人を僕は評価しません。集中する時に集中して、時間内に結果を出す。これが、ビジネスマンのプロではないでしょうか？　そのためにも集中できる体調づくりが必要なのです。

check!

集中すべき時に集中して、時間内に結果を出す。

3 男の成長に関わるV.S.O.Pとは?

「20代の頃は痩せていたのに、40代になったら、太りだしたんですよ。運動してもなかなか痩せない。これって歳? それとも体質? 上野さん、なんとかして!」そう言って、僕のところに駆け込んでくる人に、必ず聞かれるのが、この「歳」と「体質」です。

しかし、本当に歳のせいなのでしょうか? 確かに歳とともに体の細胞分裂は減少し、肌も張りがなくなり、白髪も増え、足腰も弱くなってきます。でも僕は違います。40歳の今は、太っていた30歳前後のころより、肌はきれいになり、ずっと体調もいいのです。

20代よりも長年の悪い習慣が蓄積された40代の方のほうが、体調管理をするのが大変ですが、**コンディションを整えダイエットすれば、必ず体が絞られ、体調**

も良くなり、表情も輝き始めます。どの年齢だからといって良くならないことはないのです。白髪もシワも増え、見かけは変わってきますが、先に取り上げた三浦知良選手やメッシ選手は、キレという点では20代の時よりも落ちるかもしれない。けれども体力は衰えず、無駄な動きは減り、心理戦では若い時よりも優位に立っています。メッシ選手も三浦選手も年齢とともに、きちんと成長してきた証拠です。

では、いったい男はどのように成長をしたらいいのでしょうか？　昔、都内のバーで、ある社長さんとサントリーのブランデー「V.S.O.P」を飲んでいるとき、教わった言葉がおもしろかったので、ご紹介します。こういうことをサラリと言える大人になりたいですね。

●男のV.S.O.P

Vはバイタリティ。失敗してもいい、目の前のことに猛突進。がむしゃらに頑張る20代。Sはスペシャリティ。自分の長所を見極め、専門性を身につける時期に入った30代です。**Oはオリジナリティ。誰かの真似ではなく、自分だけしかできない個性を出すのが40代です。**Pはパーソナリティ。50代になったら、とにかく人間性！　若い人がついていきたくなるような頼りがいのある男になりましょう。

「すでに40代だよ、間に合わないよ」「専門性は何もないなあ」と眉間にシワを寄せた人もいるかもしれませんが、今からでも遅くはありません。本家のV．S．O．Pにも実は意味があって、「Very：非常に、Superior：優良な、Old：古い、Pale：透きとおった」という略語だそうです。僕は決してサントリーの回し者ではありませんが、ブランデーも男も歳をとればとるほど、味わい深くなる……いくつになっても健康で、成長できる右肩上がりの男を目指したいですね！

check!

いくつになっても健康で、成長を止めない男を目指す。

4 自己管理をすると余裕が生まれ健康になる

「はじめに」でも書きましたが、僕には特別な才能があるわけではありません。太っていた自分をどうにかしたいと唯一、身に付けたのが自己管理能力です。自己管理を徹底し、仕事の効率を上げ、人間関係を改善することで、いつもバタバタだった生活から余裕が生まれていきます。よく運転をするとき、前しか見ていない人がいますが、余裕のある人は、まわりをしっかり見ていますよね。ちょっと自分を俯瞰できるようになると、今まで見えなかった本質が分かるようになります。

例えば、みなさんが気にする健康診断。よく「来週、健康診断だから酒や肉は控えよう」「おかげで体脂肪率が減った」と一喜一憂する人がいますが、それは本質ではありません。1週間前から調整して、その時だけ良くても、あとの1年間は健康について考えなければ、その1週間の努力は、刹那的な行為にしか僕には映らないのです。重要なのは体重でも体脂肪でもなく、普段の体調です。

そう、健康診断で騒ぐ40代は、仕事や人間関係など、すべてにおいて本質を分かっていないのです。一度、自分を俯瞰して見てみましょう。ずるずると生活している人は、常に時間がなく、いつもアップアップで食生活も適当になりがちですが、普段から時間や心、人間関係などの自己管理ができている人は、悩む時間もダウンしている時間も減りますから、余裕が生まれ、健康にもつながっていくのです。

サッカーの長谷部誠選手が日本代表のキャプテンを務め、元気にドイツで活躍できているのも、徹底した自己管理と自分自身を俯瞰する力があるからではないでしょうか？　電気をつけたまま寝たことがなく夜更かしもしない、普段から自分自身で寝る1時間前からリラックスしていい睡眠ができるよう、夜の時間をマネージメントしているそうです。

普段から夜更かしをしている人が、いざ試合前にしっかり寝ようと思ってもできません。試合前でも試合前でなくても、いつもどおりのよい睡眠ができる人ならば、力を充分、発揮できますよね。1週間、2週間の付け焼き刃ではなく、1年、10年の単位で「睡眠は投資」と考えることで、本当の健康が手に入るのです。

自分を管理するから時間を支配できるようになり、時間を支配するから効率が良くなり、スムーズに事が進みます。それによって、仕事が充実し、さらにプライベートも輝いていきます。公私ともに充実していれば、生きている実感が強くなり自分に自信が湧いてきますよね。

生きている実感が得られれば、より自分を大切にするようになり、無駄食いや体に悪いものを摂取しなくなります。体が変化してくると、自然と体を鍛えたくなり、必然的に健康になるのです。僕の生徒さんで、人と話すのも苦手な男性がいましたが、アカデミーでダイエットに成功したときに、自己管理ができた自分に自信がつき、ただ痩せるという短期の目標だけではなく、人生設計まで考えられるようになりました。

40歳を過ぎてからは、健康を第一に考えて自己管理をして、自己管理することで体も心もいい状態になる。そんな循環を作りだすことで毎日が輝きはじめるのです。

check!

本当の健康は普段からの自己管理で手に入れる

第1章

40代はシャープな体で仕事に臨む

仕事をする上で体調管理が大切なのは、
40代のビジネスアスリートにとって当然。
成果を上げるために引き締まった体を作ろう！

1 意識してやる日々の健康習慣で、体調管理を

僕は常日頃、意識してやらないことには意味がないと思っています。あなたはどうでしょうか？　仕事や食事、トレーニングなどコンディションに関わることも、無意識のうちにやっていませんか？　40代以降、見た目も体も常日頃の生活習慣を意識していないと、驚くほどの差が出てくるのは、ご存じかと思います。

ここでは食事を例にとって考えてみましょう。彼女とイタリアンでデートの時、コース料理を頼んで、「これはおいしい」「産地はどこだろう？」と意識して味わうのに、スーパーのオニギリはテレビを見ながら無意識のうちに食べていませんか？　いい加減に噛んで、気がつけばいくつ食べたのか分からなくなることもしばしば。腹八分目がいいと知りながら、ついつい食べすぎてしまいます。

よく僕は、生徒さんに「昨日のランチは何を食べましたか？」と質問します。

「うーん、何だったかなあ？　あ、そうだ！　弁当を食べた！」

あらら……食材ではなく、弁当や定食と答える人はすでにNGです。

「弁当って何が入っていましたか？」

「適当にいつもの弁当屋で買ったからなあ。肉だったかな、魚だったかな」

ここで「唐揚げとサラダと……」と答えられる人は、意識して食べている人です。どんな人と会ったか、どんな仕事をしたかは覚えているのに、残念ながら、人間にとって大事な「食」の内容について覚えている人はほとんどおらず、いかに適当な食生活を送っているのかが分かります。

ですから、アカデミーでは、毎日、何を食べたか記録をしてもらいます。**記録することで、何を食べたのか考えるようになり、意識して食べるようになります。**

食事に気をつけるようになると、「毎日、スーパーの弁当でいいのだろうか？」と質も気になってきます。テレビやパソコンを見ながらでは、そんなことを考えることもなかったかもしれません。食事をする30分、画面を見なくても情報に置いていかれることはないので、しっかり噛んで食べましょう。

●スマホを見ずに食べたら12キロ減量！

経営者の方でこんな人がいました。年商数億円の社長さんで、質の悪いものは食べておらず、ひどく食べすぎているわけでもないのに、太っています。時間とお金があるから、健康であるとは限らないのです。

なるほど、一緒に食事をしていて、気になったことがありました。それは食事中にもスマホをやたら見るのです。聞けば、家族と食事中もiPadやパソコン、テレビを見ながら食べているそうです。

社長さんに、僕が最初に出した課題は、「iPadもスマホも持たずに1週間、外食をしてみること」。外食といっても、ヘルシーな和食やベジタリアンの店がベストですが、社長さんがいつも行くイタリアンや焼肉で、まずはOKとしました。ただ食事と向き合うこと。これが相当辛かったようで、スマホは家に置いてきたのに何度も鞄に手が伸び、YouTubeが見たくてたまらなかったそうです。

しかし、5日目を過ぎた頃、変化が起きました。「ようやくスマホが気にならなくなり、食事に向き合えた時、食事がおいしいことに気がついたんです。一生懸命、作ってくれた家族やお店の人にも、悪いことをしていたんだなあ。味わって食べたことがなかったのかもしれない」と反省の弁まで述べました。お金があるのに、心の余裕がなかったのかもしれません。**意識して食べることで、味が分かるようになり、必要以上に食べなくなったのです。**

意識しはじめると、今度は、メニューを選ぶのにも気を使うようになります。味覚も鋭くなっていくので、薄味のものを好むようになりました。最初の10日で4キロ、2か月で12キロ落ちました。もちろん、食事や生活習慣の指導はしましたが、社長さんに必要だったのは、意識すること、選択することだったのです。

check!

意識的に食事と向き合えば、40代でも体は変わる

2 簡単で楽なダイエットを求めるな

サプリにエステ、痩せ薬など世の中には、楽して痩せることを謳う広告が溢れています。太っている人は、いつか簡単に痩せさせてくれる人が現れると考えていますし、いつか簡単に痩せられる方法を誰かが解明してくれると信じています。序章でも書きましたが、それは絶対にありえません。信じたら最後、あなたは、いいカモにされるだけ。40歳を過ぎて太りはじめたから、あわてて痩せようと考えるからダメなのです。なぜ太ったか？　原因を自分で考えない限り、リバウンドの繰り返しなのです。

●繰り返すダイエット

太った！　体調も悪い！

←なんとか体重を落とさねば

←原因は考えず、何をすれば痩せるか考える

←生活習慣はそのままで……

・サプリに頼る

・整体や男性エステに行く

・てっとり早く走る

・ジムに行く

・今流行のダイエットなどを試す

★結果　お金も時間もかかり、少しは痩せるが、やめれば元に戻る

●繰り返さないダイエット

太った！　体調も悪い！

←

何が原因なんだろう？

←

・スーパーで弁当を買っていたのが原因？

・甘いもの、酒を飲んでいたのが原因？

・運動不足？

・寝不足？

←

・野菜中心の生活にしよう

・甘いもの、酒を控えよう

・適度に体を動かそう

・早く寝るようにしよう
★結果　習慣を変えるだけなのでお金も時間もかからない

●お金で解決できない訳

お金がかかるダイエットには裏があります。何度も言いますが、お金では、リバウンドなしのダイエットや長い目で見た健康は手に入らないのです。というのも、もし、手に入るとしたら、世の中のお金持ちはスリムで健康なはずです。けれども、長者番付に名前を連ねるような人々はどうでしょう？　誰とは言いませんが、テレビで見かける顔はぶくぶくとむくみ、お腹も出っ張っています。

そして意外なことに、エステ会社の社長も、胴が太い人が多いのです。エステでお金をかければ、その時は痩せるかもしれませんが、すぐリバウンドしてしまうことを社長が自ら太って、証明しているのです。試しに広告を見てください。

僕はちょっと前に、日本で大ベストセラーとなった人生で成功するための本を書いたアメリカ人の実業家の講演に行ったことがあります。本を読んで感動したので、数万円もする高いセミナー代を払って参加したのですが、登壇したのは腹が出て、二重アゴのみっともない男でした。「成功したいですかー？」と参加者に呼びかけても、マイクからフーッ、フーッという息遣いが聞こえてきます。太っているので呼吸が苦しそうです。

あなたのように、お金持ちにはなりたい。しかし、あなたの言うとおりにやっていたら、あなたのように醜くなるのか……僕はバカバカしくなって、最初の5分で席を立ちました。著書にはトライアスロンもやって健康に気を使っているようなことが書かれていたのですが、残念ながら口だけのようです。

どんなにビジネスで成功しても、健康管理すらできない人の言うことなんて聞きたくなかったのです。ビジネスで成功したのは、偶然が重なっただけで自分の実力ではなかったのかもしれません。

●痩せない人は何がダメなのか？

では、一般的にはどんな人が痩せられないのでしょう？　痩せられない人の思考回路として、先ほど、「繰り返すダイエット」「繰り返さないダイエット」の例を挙げました。今度はもう少し詳しく性格や行動を考えてみましょう。

【痩せない人の習慣や行動13のチェック】
・妻や友達など誰かに依存している人
・てっとり早くマッサージに行く人
・性格がネガティブな人
・生活習慣は変えずに痩せたい人
・運動すれば痩せられると思っている人
・コンビニに1日1回以上、意味もなくつい行く習慣のある人
・机の引き出しにお菓子を常備している人
・3時のおやつの習慣がある人
・○○かも、○○なつもり、○○したい……が口癖の人
・イヤなことには目をつむる人

・「だって……」が口癖の言い訳が多い人
・自分が頑張ったことには過大評価する人
・「できることからやる」という人

さあ、あなたはいくつ当てはまりましたか？　6個以上当てはまる人は、何かに依存している傾向があるので、要注意です。

依存している人は、自分で考えることをやめてしまっている人です。いつも誰かに頼り、誰かに決めてもらう。見かけは大人ですが、中身は子供のようです。

僕のお客さんで、奥さんに連れて来られた50代の営業職の男性がいました。基本的には、自分の意思で来ないような大人はお断りさせていただいているのですが、話を聞いてみると、ご本人も「頑張る」というので、2か月のコースに入ってもらいました。

しかし、この男性、営業職なのでどうしてもお酒の付き合いが多いのです。仕事の付き合いもあるでしょうし、それは仕方がないのですが、レポートを毎日、チェックしていくと、毎回、突っ込みどころが満載なのです。

もつ鍋、トン足、ふかひれと太りそうな食材には「コラーゲンがあるので健康にいい」と言い、〆には「ご飯はやめてソバにしました」、ランチには天ぷら定食をしっかり食べています。「ダイエット期間中は、消化の悪いものは避けてと言ったのに。そもそも〆を食べてはいけないことは分かるでしょうし、一人ランチの時はサラダにしないと……」と読み進めていると、おやっ？ 付き合いのない日も、家で一人で晩酌しています。そこを突っ込むと、「だって……仕事も今日は頑張ったので……明日から気をつけます」。

そしてちょっと体重が落ちると、「俺は頑張った！ よかった！」と自画自賛。生活習慣にいろいろ問題があったので、そこを改善してほしいと指導をすると、「自分なりに頑張っているつもり」「できることからやっている」と返事が。

これでは、いくら指導しても痩せません。言い訳の才能は存分にあるようですが、問題は「できることからやっている」という点です。できることは、今までだってできるのです。でも、できていなかったことをしない限り変化が起こることはないのです。
ダイエットや健康の指導をすることで、仕事や家庭、その人の性格や人間関係が見えてきます。ダイエットひとつ、うまくいかない人は、おそらく仕事もうまくいっていないのではないでしょうか？　……と講演会で辛辣なことを言ってしまうと、ビジネスマンの方たちの顔がとたんに曇るのですが、**自分を変え、ダイエットに成功することで、自己管理を学び、営業成績や人間関係さえも改善する可能性があるのです。**

check!
ダイエットがうまくいかない人は仕事もうまくいかない

3 世界が注目する日本のお風呂文化で体調維持

お風呂は人間にとってコンディションを整える最高の贅沢だと思いませんか？漫画家のヤマザキマリさんによる、古代ローマ人が日本の銭湯にタイムスリップするユニークなSF漫画『テルマエ・ロマエ』は大ヒットし、映画化もされましたが、2000年前のローマ人にとって銭湯はなくてはならないものであり、一日の数時間を過ごしていたと言われています。もっとも、今のローマでは、すっかり入浴文化は廃れ、湯船がある家庭のほうが少ないかもしれません。

日本にお風呂の文化がやって来たのは、仏教が伝わった6世紀のこと。もっとも一般の人に広まるのは、まだまだ後のことで、仏に仕える者の沐浴として寺院で始まったそうです。銭湯が登場したのは秀吉の時代のことで、それまで一般庶民は簡単な行水をして汚れを落とす程度だったようですが、江戸時代には社交の場としても銭湯が広まり、庶民も肩までゆっくりお湯に浸かったそうです。

ローマのように廃れず、今も続いている日本の入浴文化が世界で見直されているのをご存じですか？　欧米のバスルームは洗う場所であって、疲れをとる場所ではないんですね。しかし、日本を旅して、湯船の偉大さに気がついて、シャワー室にバスタブを置いたという欧米の友人もいます。

ただ汚れを落とすだけではなく、たまった疲れもごっそり落とし、一日を振り返る……僕にとっては儀式のような場所でもあります。

シャワーをやめ、入浴する習慣をつける

ところが、そんな世界に誇る素晴らしい入浴習慣がここ数十年でだいぶ欧米化してしまいました。「ひとり身だから、お風呂を沸かすのはもったいない」という独身の人もいれば、家族持ちの男性でも、「帰るのが遅いからいちいち沸かしなおさなくてはならないのは面倒だし、明日は朝が早いし」というめんどくさがり屋な人もいます。

僕の生徒さんに170センチ、82キロという42歳の経営者の方がいました。肩こりに頭痛、腰痛もあり、よく眠れていないため、いつもだるいそうです。カウンセリングを進めていると、帰宅時にとりあえず足だけ洗い、そのまま寝て、翌朝、シャワーを浴びていることが分かりました。聞けば、朝、シャワーを浴びないと目が覚めないのだそうです。

なるほど、だから逆に眠くて仕方がないのです。そして肩こりの原因もそこにありました。だまされたと思って、とりあえず1週間、夜、寝る前にお風呂に浸かってほしいとお願いすると、1週間後、「劇的によく眠れるようになって、肩こりがなぜか治りました」と喜びの報告が返ってきました。

お湯に浸かることで、筋肉がほぐれ、体の体温が上がります。体全体を温めることによって血液が全身くまなく循環します。シャワーは体の表面だけを温めるだけで、よっぽど長い時間、シャワーを浴びない限り、血液は循環しません。血液循環が促進されれば、酸素が体中に行き渡り、余分な老廃物が排泄されるので、疲れは自然にとれていきます。そしてお湯に浸かることで、浮力や水の圧迫によって下半身にたまった血液を心臓へと循環させてくれますから、むくみも解消します。歩き回る営業職や立ち仕事の多い人には特に有効なのです。

そして暑い夏こそ、毎日、浸かってほしいのです。「暑いときに風呂なんて浸かれるか！」と憤慨されるかもしれませんが、体は思った以上に冷房で冷えています。外との気温差で夏ばてしたり、風邪を引く人も多いのが夏。冬以上に気を抜いているせいかもしれません。

お風呂の効用は疲れや冷えがとれるだけではなく、睡眠を誘う働きがあります。眠れない人は、ちゃんと入浴をしていない人かもしれません。お湯に浸かって上がった体温は、一時的に上がりますが、1時間後にはゆるやかに下がってきます。**その下がっている時こそ、体がリラックスしている時間。この時間を逃さず眠れば、ぐっすり眠ることができます。**できれば、電気は消して暗くしてお風呂に入ってください。脱衣所の電気をつけておくくらいでいいのです。もちろん出た後の部屋も間接照明くらいにしておきましょう。暗くすると、脳は「そろそろ寝る準備だな」と認識してくれるからです。

●入浴後に酒を飲むとよく眠れるというのは勘違い

お風呂上がりにビールと少々のポテトチップスとテレビ。男性に多いのがこのパターンです。実は僕も太っていた頃の楽しみといえば、ポテトチップスと深夜のテレビでした。

もちろんアカデミーでは、この習慣をさっさと取り上げます。「ささやかな楽しみを取り上げるなんて！」「酒を飲むから眠れるんじゃないか！」と悲しそうな顔で訴える40代の男性がいましたが、この人の眠れない原因は、この3つなのです。

まず酒。酒を飲むと確かに眠くなりますが、2、3時間すると、一度、目が覚めませんか？　ビールは体の水分を奪い、喉が渇くので、深い眠りに入っても起きてしまいます。二度寝は睡眠の質として非常に良くありません。

それに本来、睡眠とは、疲れをとり、傷を癒やす時間なのです。回復のためにエネルギーを使ってほしいのに、夜飲んだビールで疲れをとることは後回しにして、体はアルコール分解に力を使ってしまいます。

次にポテトチップス。これを消化するために胃は動かざるを得ませんから、疲れは蓄積します。さらに寝ている間は、胃もよろよろで残業させられているので消化の力も弱く、吸収できなかったものが脂肪になります。

最後にテレビ。詳しくは第3章で書きますが、寝る前に脳に刺激を与えるものは眠りを妨げるのです。

体にゴミをためこみ、新陳代謝も悪くなり、どんどん太り……という悪循環に陥っていたこの男性から、ささやかな楽しみを奪うと、2か月であっという間に12キロ落ち、肩こりも治り、よく眠れるようになったのです。ダイエット期間が終わったので、たとえ、ポテトチップスをどうぞ！と言っても（言いませんが）、もう食べたいとも思わなくなりますよね。

また、お風呂上がりにコップ1杯以上の水分をとる習慣もおすすめできません。失った水分を取り戻そうとしたい気持ちは分かりますが、夜中にトイレに起きてしまいます。水分は起床から寝る3時間前までにしておき、それ以降は控え、もし飲むにしても一口のお水ぐらいにしましょう。

●石鹸・シャンプーを使わない

僕は石鹸やシャンプー、リンスも使いません。そう話すと、女性も男性も「えっ!」と怪訝な顔をして、一歩、離れます。

「いえいえ、臭くはないですよ。どうぞ匂いをかいでください」と頭を向けると、ますます遠ざかられてしまうのですが……変な趣味はありません。ただ、勇気を振り絞って? 匂いをかいだ生徒さんは、皆、びっくりします。そう、まったく匂いがしないのです。お湯で洗っているだけなので、オレンジや薔薇の香りはしなくても、いやな匂いはなく無臭なのです。

上野家は代々、石鹸を使わない家系というわけではありません。子供の頃からずっと石鹸もシャンプーも使っていました。きれいにしているのに、親戚一同、ほとんど禿げています。祖父も父も若いうちから薄くなったそうなので、子供心に「僕もいつかは……」と恐怖心がありました。ですから、年頃になると、自分だけシャンプーやリンスは高いものを使い、髪を染めたくても我慢しました。

ある日、「そんなに髪を洗うから、よけいに脂が出る」という記事を読み、いっそのこと、髪にも体にもシャンプーや石鹸を使わなければどうなるのか、やってみたことがありました。実は禿げの恐怖だけではなく、乾燥肌に悩まされ、さまざまなボディシャンプーを試していたりしていたのです。

やり始めて1か月たったころ、抜け毛がなくなり、肌もしっとりとしてきたのです。適度に皮脂が残り、肌を守ってくれるのでしょう。人の汚れは、洗浄剤を使って洗わなければ落ちないわけではないのです。一週間くらいは、肌もびっくりして過剰に脂が出る人もいるそうですが、落ち着くまでの我慢です。

頭はゴシゴシとこするのではなく、頭皮の毛穴を絞るように洗います。シャンプーしていたときは、「どうせシャンプーが汚れを落としてくれるから」と適当にシャカシャカ洗っていたのですが、お湯だけだと「しっかり丁寧に洗わなければ」という気持ちになります。僕は髪を固めるのにワックスは使いませんがジェルは使っています。ワックスはお湯では落ちないし、大気中のゴミを吸着してしまうので、おすすめではありません。

そして体は、手でなでるようにします。足の指の間まで、全身、細かく洗いましょう。タオルはいりません。肌はラップのように薄くて繊細だと思ってください。垢すりには絶対に行かないように。すっきりしますが、肌を傷めてしまうだけです。

check!

しっかり入浴して、質の良い眠りを確保する

4

40過ぎの筋トレはコンディションの悪い時にしても無意味

●てっとり早く痩せるためには？

「今年こそ、水着で海に！」とは、エステの広告でよくあるキャッチフレーズですが、暑い季節が悩ましいのは女性だけではありません。「ああ、もうすぐ夏だ……スーツならブヨンと出た腹も多少は隠せる。しかしワイシャツだけだと、ベルトに乗った脂肪がみんなに見られてしまう」と、憂鬱になったビジネスマンの皆さんが、のび太よろしく「ドラえもん、どうにかして！」とばかりにてっとり早く、痩せる方法を僕に聞いてきます。

1粒で痩せる薬も1日で痩せるおまじないもありません。生活習慣を変えましょうと話すと、「早く痩せるために走ったり、ジムに行ったほうがいいのではないでしょうか？」と食い下がってきます。もし、どうしても腹筋を割って、ムキムキの40代になりたいのであれば、行ってもいいでしょう。けれども、ダイエットや健康のためなら、むしろ鍛えては悪い結果になるのです。

なぜならば、あなたはジムに行かないから太ったわけではありません。腹八分目を超えて食べ、添加物だらけの体に悪いものを買い、ビールを毎日飲んでいたから太ったのです。原因を見ずにてっとり早く痩せようとしても、またすぐに元に戻るだけです。

……と、みなさんに厳しいことを言っておきながら、「はじめに」でも書いたように、15キロ太った僕が痩せようと走ったとき、足首を捻挫してしまい、次に自己流ではなく、ジムに通いトレーナーの方についてもらったのですが無理が祟って最後は、両膝まで壊してしまいました。太っている時に運動すると危険なのか、僕自身、身をもって知りましたが、テニスやバレー、バスケット、サッカーなど仲間と行うスポーツはもっと危険なのです。なぜなら、マラソンやゴルフ、ジムであれば、自分自身のペースでいいので、まだ捻挫くらいで済みますが、対戦相手のいるスポーツでは、思わず無理をしてしまうからです。

私の知り合いにスカッシュをしていて、相手の足手まといにならないよう、夢中でボールを追っていたら、靭帯を切ってしまった人がいます。早く痩せようとして激しいスポーツを選んだ結果、1か月間も動けなくなってしまったのです。

痩せるまでは運動する資格すらないと思ってください。運動だけではありません。寝ている間も太った体に血液を行き渡らせるため、心臓に負担がかかっているのです。**ダイエット中はとにかくデトックスをするだけ。体に詰まったゴミを出して、そこから立て直せばいいのです。**


check!

疲れている時に無理に運動しても結果は出ない

5 ジムに行く前に気をつけること

もう少しジムの功罪についてお話ししましょう。何もジムの営業妨害をしているわけではありませんせん。何度も言いますが、痩せてから行くのはいっこうに構いません。ただ、ジムも商売ですから、結果を急ごうとします。太っている人は早く痩せてほしいですし、細い人には早くムキムキになってほしい。すぐに卒業されては商売上がったりなので、ジムをやめたら太る体になります。ですから、あなたはジムに通い続けるはめになるのです。もちろん、正しい食事指導と負担のないトレーニングを教えるジムもありますが、残念ながらそれは少数です。

●ジムの功罪

1　間違ったトレーニング

まず、トレーニングから見て行きましょう。お金を払っているのだから、きついトレーニング、大いに結構かもしれません。けれども、足や腕など結果が出やすいところからトレーニングを最初にやらせたがるのがジムなのです。木と一緒で、幹よりも先に枝を重くしたら、すぐ折れてしまいます。枝を作るなら、まず幹。**胸や腹筋、背筋、お尻の筋肉をつけてから手足に取り掛かるのであればいいのです。**体幹よりも先に手足の筋肉をつけたがるトレーナーがいたら、気をつけましょう。

体幹といえば、31回の優勝を誇った横綱、千代の富士の筋肉の素晴らしさを子供心にまだ覚えています。お相撲さんといえば、ぶよぶよなイメージがあったのですが、無駄な脂肪はなく引き締まり、自分より一回り大きい力士を、豪快に投げ飛ばす千代の富士はまさしく横綱でした。千代の富士を背中から見ると、体幹がしかっりしていることがよく分かります。普通の生活をしていて、ここまでの筋肉は必要ではないのですが、筋肉がありそうに見えてよく怪我をする人は、もしかしたら体幹を後回しにしているのかもしれません。

2 カロリー計算のウソ

ジムで必ず指導されるのがカロリー計算ですが、アカデミーの生徒さんには一切、させていません。なぜかというと全く意味がないからです。

僕の生徒さんで、煎餅が大好きな男性がいました。その人もジムで「1日1500キロカロリー以内」と指導されたのですが、大好きな煎餅はやめられません。そこでご飯を減らして煎餅を食べ続けました。カロリーは減ったはずですが、さっぱり痩せません。そりゃ、もち米と砂糖を食べていればカロリーの問題ではなく脂肪は蓄積していくので痩せるわけがないのです。体にいいものなら、お腹いっぱい食べても確実に痩せるのです。例えば、野菜やフルーツを1日3000キロカロリーとっていたら、結果は変わっていたはずです。**食べてもデトックスできるのであれば、自然に体重は減っていきます**。その方法は後述するとして、ここでは、カロリー計算は意味がないと覚えてください。

3 食事制限

ジムに行くとカロリー計算とともに、食事指導も並行して行います。僕がジムに行った時は、鶏のササミとブロッコリーなどの野菜を中心に食べさせられました。

肉も野菜も食べるからバランスは良さそう。ササミは脂も少なく高タンパクだし、ブロッコリーは食べ応えがあってビタミンやミネラルが豊富だし……と当時は能天気に考えていました。確かに、低カロリーで高タンパクな食事に変えれば、脂肪を落とし筋肉はつきやすくなるのですが、体の水分を絞り、カラカラにしてしまうのです。野菜には保水力がなく、保水力があるのはフルーツなのですが、カロリーが高いからと食べさせてはもらえないのです。

無駄な脂肪ではなく、水分が落ちてしまっては健康とはいえません。しかし、脂肪よりも水分を落とすほうがてっとり早く体重計の数値は落ちるのです。また、無理なダイエットで胃腸が弱ってしまえば、よく消化、吸収できません。

4 サプリメント・プロテイン

ジムは商売ですから、トレーニングだけではなく、あの手この手でお金を引き出そうとします。僕がいたジムでもトレーニングの後、サプリやプロテインを30分以内に飲むと筋肉が回復すると勧めてきます。飲めば、なんとなく修復してくれた気がするのですが、飲まずにいても何も変わらないことに気がつきました。よく考えれば即効性のあるサプリやプロテインなんてないのです。もし、即効性があるとしたら、それは医薬品扱いになるはずです。

check!

ジムに行くなら、健康になってから

6 エレベーターは使うな、階段で脚力を鍛えよ

ダイエット講座では、サプリや健康食品、健康器具などを買わせたほうが儲かるのですが、うちのアカデミーでは、何ひとつ買わせません。だいたいそんなものを買ったところで痩せませんし、万が一、サプリでもし調子が良くなったとしたら、ずっと飲み続けなくてはならないのかと、かえって不安になりませんか？

無理せずできる体の鍛え方、それは、**立っている時、歩いている時、座っている時に「意識する」ことだけです。**ジムに行って体を鍛えているのに、エレベーターやエスカレーターを使う方、なんだか矛盾していませんか？

鍛えたいのであれば、会社や駅の階段は歩いて登りましょう。ただし、下るのは膝に負担がかかるので、最初は登りだけでいいです。かかとから体重を乗せてステップを踏むと、40代であってもお尻がキュッと締まりますよ。

そして、歩き方。ショーウインドーに映るあなたの姿をチェックしてみましょう？　猫背で内股で手の振りも小さく、ちょこまかしていませんか？　お腹に力を入れ、体幹を感じながらきれいに歩けば、腹筋や背筋がつき、腿や腕が締まってくるはずです。

次に立ち方。ホームで電車を待っているとき、持っている傘を杖がわりに、ダラリと立っている人を見かけますが、このわずかな時間でも、スッときちんと立ってみましょう。頭を真上から引っ張られているようなつもりで背筋を伸ばし、胸を張り、腹筋に力を入れます。

座っているときも同じです。猫背を直し、肩の力を抜きましょう。猫背を直すと呼吸が深くなるので、脳に酸素がいき、眠くなりにくくなります。

check!

意識を変えれば、日常生活でも体は鍛えられる

7 便秘は百害あって一利なし

便秘は女性に多いものと思われていますが、実は40代の男性の多くが便秘なのです。男性のほうが自分の体調に鈍感なので、気がつかないだけかもしれません。

特に、太っている男性は必ずといっていいくらい便秘です。代謝が落ちているせいもありますが、体脂肪が腸のまわりについてしまい、便が通りにくくなっているからです。

もちろん、痩せている人でも便秘の人がいます。原因は睡眠不足や食べ物、普段の姿勢や運動不足などさまざまですが、便が体の中で停滞してしまうことによって、血液の流れも悪くなります。そのため、体は冷え、栄養素が行きわたりません。そして便が停滞し腸にとどまっていることで、悪玉菌が増えて肌荒れを起こします。自律神経も乱れますので足がほてったりと眠れなくなる人もいます。

●便秘チェック

□ストレスが多い人・ネガティブな人（腸の神経に異常をきたしてしまう）
□肉料理が中心の人（胃に負担がかかり消化が追いつかない）
□よく噛まない人（胃酸が多くなり消化器官を傷つけてしまう）
□姿勢が悪い人（腸がねじれたり、ゆがむと便の通りが悪くなる）
□スイーツが好きな人（甘いものを食べると消化器官が荒れる）
□体を動かさない人（新陳代謝が悪くなり腸の動きが停滞）
□ファストフードが多い人（食物繊維が少なく腸に悪いコレステロールが多い）
□味付けが濃い人（塩分は腸に負担）
□トイレが汚い人（排出したい気分にならない）
□タバコを吸う人（血の流れが悪く腸に栄養が行かない）
□睡眠が不規則な人（腸がいつ休んでいいか分からず混乱してしまう）

●便秘が引き起こす体の症状

□よく寝付けない
□寝るときに足が火照る
□冷え性
□肌荒れ・吹き出物ができる
□疲れ
□むくみ

1つでも当てはまる項目があれば、便秘が原因かもしれません。また、意外と便秘の原因として知られていないのが精神面です。トイレに行ったり来たりの下痢の原因として「ストレス」はすぐあがりますが、便秘は緊急性がないからか、下痢ほどストレスが原因とは考えられていません。

しかし、ネガティブな性格や、イライラする攻撃的な性格の人は、自分自身で腸を停滞させてしまっている可能性があります。ストレスから腸が異変を感じ動かなくなってしまうのです。それほど腸とストレスは密接な関係にあります。

ですから、**生活習慣や食事を見直すと共にくよくよせず、いい方向に考える思考の訓練も大切です。便秘を考えることが人生を見直すきっかけになるのです。**

●便秘を改善する一日のはじまり

昔から便秘の人は、もしかしたら「忙しいから後で」と我慢しているうちに、便意をキャッチしづらくなり、出なくなってしまったのかもしれません。朝、「どうせ出ないから」と考えるのではなく、便座に3分間座るクセをつけましょう。ただし出勤ギリギリの時間に起きると、せわしなくて出るものも出ません。時間に余裕を持って起きて、雑念を振り払ってトイレに入場しましょう。

●朝、便秘解消のためにやること

1 朝、起きてうがいをしたら、すぐ水を飲む

2 ストレッチをする

3 トイレに入る

4 おへそを中心に、「の」の字を描くように手でお腹をさする。自分から見て左側に便が詰まりやすいところがあります。腰骨の内側くらいのところにあるS状結腸です。カーブしているから便が通りにくいのです。また、S状結腸以外にも触って硬いところがあれば、便がつまっている可能性が大。軽く押して刺激してみてください

5 つむじに両手を乗せて、「あー」とベロを出してみましょう。緊張していた体がゆるんできませんか？

6 あとは体のなかから毒素を出すところを想像してリラックスしましょう

●なぜ便が朝、出たほうがいいのか？

ところで、トイレに籠ってほしいのは、なぜ朝なのでしょう？

腸の動きは自律神経と深い関わりがあります。起きている間は交感神経、寝ている間は副交感神経が動いています。腸が動く時はいつだと思いますか？ 腸は副交感神経で動いているので、寝ている間なのです。

つまり便が作られるのは夜で、あなたが寝ている間に、腸はがんばって便をお尻の近くまで移動させています。そのため、夜は寝る時間、朝は排泄の時間と決まっているのです。夜のほうがゆっくりしていて、時間に追われないし、何も朝じゃなくてもいいのでは？と思う人もいるかもしれませんが、夜に便が出る人は、体内時計が狂ってしまっています。

ただし、胃は仕事を終え寝ている時間ですから、胃は空っぽにしておいてあげないとなりません。もし、胃も動いていたら大変なエネルギーが胃に集中してしまいますし、腸に消化した食べ物を送り込むのが遅くなってしまいます。腸のためにも夕飯は早めに食べておきましょう。

　そして朝。腸は最後の仕上げとばかりに、がんばって便を出そうとします。ここで便を出せば、日中、腸はゆっくりできるのです。ですから、午後や夜に便が出る人は、便をためこんでしまって、気の毒に、腸が残業していると思ってください。

人と一緒で、休むときに休み、動くときに動く。そのリズムをつければ、便秘は解消できるはずです。

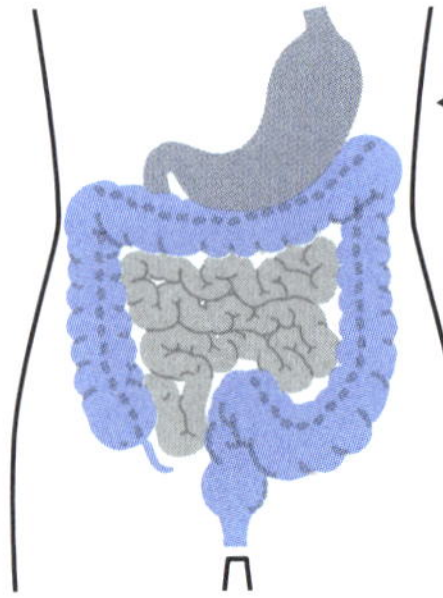

check!
午前中に排便して、腸に残業をさせない

8 毎朝5分のストレッチで肩こり知らず

太ったまま運動はするなと言いましたが、朝のストレッチはおすすめです。駅や会社でも階段を使いきれいに歩けば、もちろんそれがストレッチになるのですが、出勤前に5分でいいので、**筋肉を動かすと寝ていて固まった体の疲れがとれ、頭がすっきりします。**体が目覚めれば腸も動きますから、便秘に悩む人は特に毎日続けてください。

実はとてもおすすめなのがラジオ体操です。とてもよく考えられて、一曲終えると全身が使われていることが分かります。普段、運動している人でも、しっかりやればけっこう大変です。

●朝におすすめの6つのストレッチ

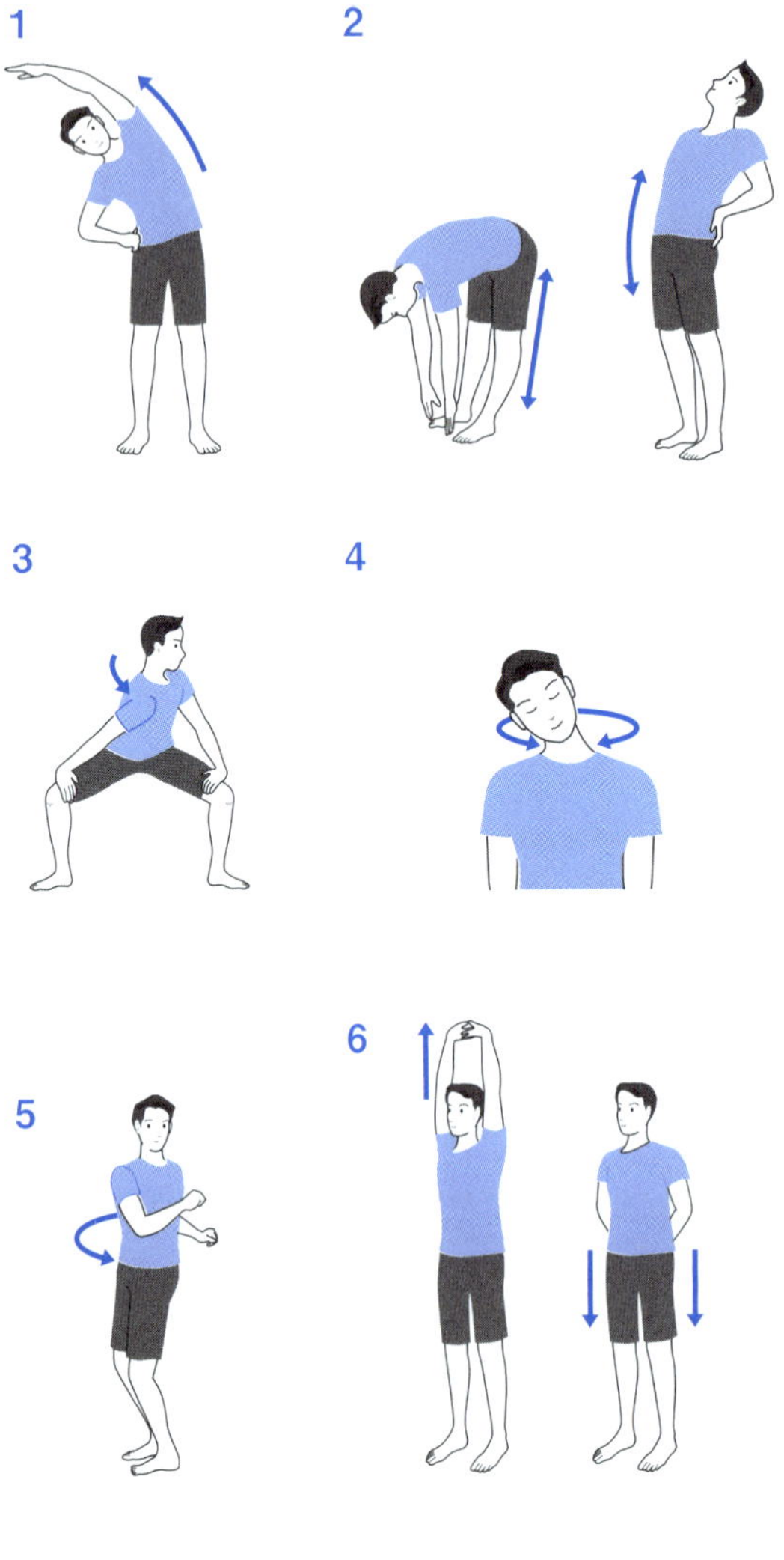

check!

5分のストレッチで頭も体もすっきりする

1 肩幅に足を開いて体側を伸ばしましょう。片手を上げて反対側に伸ばします

2 立ったまま体を前に前屈させます。次に腰に手をあてて反ります。よく歩く人は脚をクロスして前屈すると、ふくらはぎが伸びて気持ちいいですよ

3 足を開き、中腰になります。膝に手をつき片側に肩を入れます。これで肩甲骨が伸びます。イチローもよくやっていますね

4 首をゆっくり左右に回します

5 立ったまま腰と肩をひねります

6 手を組んで天井に向かって伸びましょう。次に後ろ手に組んで下に伸びます

9 タバコを吸う人とは仕事ができない

少し前に人気のホテルを手がける星野リゾートグループの求人広告が話題になりました。一部、抜粋させていただくと……。

「大変申し訳ございませんが、星野リゾートグループでは喫煙者は採用しておりません。それが企業競争力に直結している課題であるからです」

なぜ喫煙は、競争力の足を引っ張るのでしょうか？　まず、血液中のニコチン含有量の減少により集中力を持続できないため、作業効率が悪い。そして社員の喫煙場所の維持に投資するのは利益を圧迫するから。そして喫煙社員だけが頻繁に休憩が認められることへの不公平感を挙げています。

今まで製薬会社などで禁煙が徹底されたことはありましたが、大手ホテルでもこのような取り組みが始まったことに、僕は嬉しくなりました。社員の健康や仕事の効率を考えるなら、むしろ遅すぎたくらいです。どんな学歴や経歴があっても、タバコを吸っていたら一発アウトの時代の幕開けなのかもしれません。

とはいえ、これだけ就職が不利になり、歩きタバコが禁止され、タバコの値段が上がっているのに、まだまだタバコを手放せない人は多いですよね。どうして手放せないのか、それは喫煙者が「健康に悪いことは知っているけれど、それ以上にメリットがある」と楽観的に考えているからです。厳しいことを言ってしまいましたが、そんな僕も昔はタバコをスパスパ吸っていました。しかし、タバコに振り回される生活をやめると、こんなに楽なのかと晴れ晴れした気持ちです。タバコがうまいというのは、いかに「思い込み」だったか、今ならば分かります。

●タバコ思い込み7か条

1 もてるかもしれない

ケビン・コスナーやブルース・ウィリスなど映画のなかで、タバコを吸うシーンがたびたびありますが、とてもカッコイイですよね。けれども、喫煙所を探してウロウロしたり、狭い喫煙室で肩身が狭そうに吸っているあなたをかっこいいと思う人がいるでしょうか？

2　痩せる

タバコが脳神経に働きかけ、食欲を抑制したり、内臓の働きも悪くなります。でもそれは健康でしょうか？「タバコをやめたら太る」という恐怖感があるかもしれませんが、タバコをやめることができたあなたなら、食欲のコントロールもできるはずです。大丈夫です。

3　おいしい！

食後の一服って最高ですよね。それは血糖値が上がっているから、おいしいと感じるのです。逆に血糖値が下がっている寝起きの一服もおいしいと感じます。血糖値が特別な値を示している時がタバコがおいしいと思う時間なのです。

4 リラックス

タバコを吸うとイライラが静まります。ニコチンパッチにも怒りを静める鎮静効果があるのです。しかし、タバコを吸えなくてイライラする時間はありませんか？　実はタバコを吸うことでリラックスしているのではなく、イライラしている時間のほうが長いのです。

5 やる気が出る

タバコを吸わないと目が覚めないという人がいます。覚醒作用がありますから、吸い終わってから3分間はアドレナリンの分泌が高くなり、目が覚めますが、ウルトラマンのように、たった3分でおしまいなんです。ストレッチして顔を洗ったほうが、よっぽど目が覚めますよ。

6 コミュニケーション

タバコ部屋は情報交換の場と捉えている人は多いですよね。会社の偉い人から

「おっ、同じ銘柄なんだね！」と声をかけられれば嬉しいですし、「知ってる？あの人、今度、部長に昇進するらしいよ」と小耳に挟めば、いち早く情報を掴んだ気分で優越感に浸れます。ただし、冒頭のように、タバコ部屋は経費の無駄使いとして減少傾向にありますから、なくなる前にやめましょう。

7　暇つぶし

電車を待っている時間は手持ち無沙汰ですよね。でも、今は昔と違ってスマホがあります。動画を見たり音楽でも聞いて待ちましょう。

●タバコを吸うデメリット

タバコのデメリットは、「体臭のもとになる」「歯がヤニで汚い」「老化を促進させる」「毛細血管が傷む」などいろいろあります。

が、さらにタバコが恐ろしいのは、自分自身のことだけではありません。よく問題になる副流煙の被害に遭う人は多いのです。僕の祖父は50年間、タバコを吸い続けたのですが、祖父が死んで10年後に祖母が肺ガンで亡くなりました。医者に「身内にタバコを吸っていた人はいますか?」と聞かれ、「ああ、じいちゃんのせいだ。最愛のばあちゃんの命を縮めて、苦しませてしまった」と天国の祖父に文句を言ったところで、祖母は戻ってきません。また、知り合いは、子供の頃、鼻がよく詰まるので耳鼻科で診てもらったところ、「家でタバコを吸っている人はいる?」と聞かれたそうです。

タバコを吸う人は、せっかく皆で食事を楽しんでいても、おいしい食事の味を台無しにしてしまい、喉を痛めつけ、洋服をタバコ臭くし、雰囲気を壊します。皆はその場はニコニコしていますが、後から「あの人のタバコ、最悪!」と陰口を叩かれているのです。最近、食事会に誘われないなあ……と首を傾げる人はもしかしたら、タバコが原因かもしれません。

タバコが原因というよりも、気がきかない性格だから、皆の前でタバコを吸っているのかもしれません。先日、出張中に知り合いの社長さん夫婦が車で駅まで送ってくれたのですが、困ったことに車のなかでスパスパとタバコを吸い始めたんです。もう生き地獄！　妻が「臭いから」と窓を開けようとしたら、「排気ガスが入ってくるだろう！」と怒鳴ったのには心底、驚きました。

check!

タバコは万病のもと
周囲に迷惑をかけていると知るべし

10 いつでも体重を修正できる能力を身に付けよ

たくさんの厳しいことをお伝えしてきたので、「上野さんの言うとおりにしていたら、人生の楽しみがないよ」と嘆く方もいるかもしれません。いえいえ、飲み会へ行くなとは言っていませんし、ここぞという時には二次会、三次会まで付き合い、腹五分目ではなくて、腹十分目まで食べてもいいのです。40代のビジネスマンの方だったら、どうしても仕事の付き合いで3日間ずっと飲み会ということもあるでしょう。

大切なことは、軌道修正できるかどうかです。僕の生徒さんで、飲み会やパーティが多い社長さんがいました。おまけに海外の出張先では、これでもか、これでもかと接待をされます。とはいえ、「飲めません、食べません」と断るのも失礼だし、出張先から成田に到着するたび、ズボンのベルトの穴はひとつ、またひとつとズレていきます。

ではどうしたらいいでしょう？　そんな時は〝予習〟をしてください。小さい頃、復習よりも予習が大事と学校の先生に教わりませんでしたか？　体重管理も同じなのです。僕は社長さんに、後から調整するのは大変なので、旅行に行く前、後述するフルーツデーを実施して痩せておくようお願いしました。もちろん、帰国後もデトックスのためにフルーツデーを入れてほしいのですが、前にやっておくほうが、「旅行までに」という目標があるのでやりやすいのです。後から太った分、痩せようとすると、借金を返すような気分で気が重くなりませんか？

社長さんは、東南アジアに行く前、フルーツデーを3日間やって体を2キロ絞っておきました。なぜ2キロかというと、だいたい1回の旅行では2キロ太るのだそうです。現地では体重を気にせず、毎日、宴会を楽しみ商談もうまくいったそうです。しっかり2キロ増えて帰ってきましたが、結果としてプラスマイナスゼロ。太ることはありませんでした。もし、2キロを超えて3キロ太ってしまったら、その分は微調整すればいいのです。3キロを後で一気に減らそうとするとしんどいですが、1キロなら気が楽ですよね。

事前準備と軌道修正ができるようになると、自分の基準が分かるようになります。しかし、軌道修正できない人の特徴として、太っても反省せず、フィードバックできない人は、たちまち太ります。60キロがベスト体重の人が、65キロになった時、「でも70キロじゃないからまだいいか」と甘い判定をしてしまい、自分の「理想の体重」を勝手にどんどん上げてしまうのです。

それでは理想の体重とはどのくらいでしょうか？　健康診断を見て「よし、俺は太っていない」と安心した方、僕から言わせれば、健康診断の基準なんて、甘すぎて当てになりません。健康診断で異常が見つからないのに、突然、亡くなる方も多いでしょう。

●理想の体重

男性なら自分の身長から105〜107を引いた数が理想の体重です（女性は110〜112引いた数）。ただし、身長が150センチ以下の人は40キロを切らないようにしてください。

・身長が170センチの人なら、
170－105（～107）＝65（～63）

どうでしょうか？　もちろん、「痩せていても体の中はゴミだらけ」という人もいますから、「理想の体重でよかった」と喜ぶには早すぎるのですが。この基準にまず体重を落とし、増えそうな時は事前に落としておく。それでも太ったら軌道修正をする。この心がけで、ベルトにお腹の肉がのることはなくなります。

check!

いつでも体重を修正できるように準備をしておく

11 加齢臭は年齢のせいではなく、ゴミが詰まっているから

体の中にゴミが詰まっているのは何も太った人ばかりではありません。いくら食べても太らないうらやましい人がいますが、大量にエネルギーを消費するアスリートでもないのになぜでしょう？　本人に理由を聞くと「体質かな？」など首を傾げますが、それは腸がゴミだらけで食べ物を口にしても、腸で栄養を吸収できず、そのまま排泄している可能性もあります。

もし痩せているのに、体臭や口臭がある人は、体にゴミが詰まっている人です。便や小便、おならなどだけでは済まず、体臭や口臭となって臭いが出てしまいます。体にゴミが詰まっていない人は、毎日排泄があり、その便も臭くありませんし、体臭・口臭もありません。加齢臭が出てくるのは、歳のせいではなく、長年、蓄積したゴミが臭いを発生させているのです。

匂いが気になる、胃腸が悪い、消化が遅い……という人は一度、徹底的にデトックスに取り組んでみてください。**ゴミを取り除いてきれいになった胃腸は、元気になり、きちんと消化され栄養を吸収できるようになりますから、胃もたれも軽減され便秘も改善しますし、口臭や体臭が消えていくのが分かるでしょう。**

check!

ゴミを取り除いた胃腸で元気に消化吸収

第2章

病気のリスクを減らす食事習慣

毎日食べるものの中にもリスクはある。
代謝力の落ちる40代こそ、
体調管理のために食の習慣を見直そう。

1 腹五分目の食事が、一番仕事にはいい

長寿の秘訣を「腹八分」と答えるお年寄りは多いのですが、なぜ腹いっぱい食べないほうがいいのでしょうか？　たくさん食べたほうが栄養もとれ、健康にもよさそうです。これは胃の消化能力との深い関わりがあります。

家の洗濯機を思い出してください。たくさん汚れ物を詰め込んだ洗濯槽って、中で洗濯物が回っていないですよね？　反対に、たくさんの水に汚れ物が少しなら、よく回るし汚れも落ちます。

これと同じことが胃の中で起きているのです。体力や代謝力が衰える40代は、消化機能も衰えがち。たくさん食べ物を詰め込んだ胃は、どんなに頑張っても消化不良を起こします。消化不良を起こした分は、しっかり脂肪……つまりゴミとなって体内にとどまります。しかし、反対に胃の半分しか食べ物が入ってこない

場合は、胃もよく動きますし、残らず消化してくれます。

40代になったら、食べ物を口にするときは、胃の動きを考えながら、少しずつ食べましょう。しかし、昔から言われている腹八分ではなく、なぜ五分にしてほしいのか？　それは七、八分と思っていても、結局十分くらいになってしまうから。「いま七分だよ」と脳に伝わるまでの時間差もありますし、とかく人は自分に甘いので、目の前においしそうなものがあれば、「まだ五分くらいだよね？」と低めに見積もってしまうのです。五分のつもりで食べるのがちょうどいいのです。

●それでも食べてしまう人に

しかし、どうしても、それでは満足しない！　腹五分だと、結局、おやつをいっぱい食べてしまって……という生徒さんもいます。

「我慢しなさい」と言われるほど、我慢できないのは分かります。そもそも意思が弱いから太ったり、言い訳をするから体調不良になってしまったので、そんな人は、「何のために」「誰のために」痩せると決意したのか明確にし、すぐに開けてしまう冷蔵庫にでも書いて貼っておきましょう。「デブだと笑った上司を見返してやるために8キロ痩せる」「妻を悲しませないために、10キロ痩せる」「大好きな山田さんを振り向かせるために、5キロ痩せる」など具体的に書きましょう。

そして、**「食べすぎるから」「夜、お菓子を買うから」「ビールを毎日、飲むから」など、なぜ痩せないのか、原因を言語化させるだけで、意識が変わってきます。**

ダメ押しで、もうひとつ。「もし、このダイエットが成功しなかったとき、どうなるか？」という怖い結果も考えて書いてください。「このままだと出会いがない」「転職できない」「体の調子が悪いまま」など人によってさまざまだと思いますが、「このままだと銀座でもてない」と書いた人がいました。そんなにもてたいのか！　と思わず笑ってしまいましたが、どんな欲望でも構いません。

食べすぎ防止として、3つのポイントをお教えします。**まず第一に、食べ物は小さく切ってから口にいれること。**大きな天ぷらを一気にモグモグと口に入れる人がいます。最初に箸で切っても、かじってもいいのですが、口に入れる量はいつもの半分で。たくさん入るとよく噛まずに飲み込んでしまいます。

第二に、50回噛むこと。胃腸の悪い人、太っている人こそ、よく噛まないのです。よく噛むと満腹中枢が刺激されて、少しの食事でもお腹がいっぱいになった気がして過食を防止できます。それに胃腸への負担も激減するのです。**最後に、箸置きを使うこと。**一度、食べ物を口に入れたら箸を置き、食べ終わるまで次の料理に手をつけてはいけません。これで急いで食べるクセがおさまるでしょう。

check!

胃の動きを考えながら少しずつ食べる

2 コーヒーは出されても飲み干すな

あなたは、1日、何杯、コーヒーや紅茶を飲みますか？

朝起きてまずコーヒーを1杯、そして出勤したら缶コーヒーを1本、ランチで付いてくるコーヒーを飲んで、気分転換に午後、カフェにカフェラテを買いに行って……。営業先でコーヒーや紅茶を出される人もいるでしょうし、気がつけば合計5、6杯は飲んでいるのではないでしょうか？

コーヒーや紅茶、またココアや緑茶にカフェインが含まれているのはご存じのとおりですが、なぜカフェインが悪いのか考えたことがありますか？　胃が荒れるから？　でも、目は覚めるよね？　とさまざまな意見がありますが、僕が一番、問題としているのは、「体を乾燥させてしまうこと」なのです。

「おかしいな？　水分なんだから、乾燥させるわけないでしょ？」と反論されそうですが、カフェインは飲めば飲むほど、体の水分を奪ってしまいます。ビールのお話をしましたよね？　飲めば飲むほど乾燥するから、ビールならどんどん飲める。同じ量の水を飲もうとしたら、けっこう大変です。同じことがカフェインにもいえるのです。

とはいえ、自分で買うコーヒーは制限できても、ビジネスマンたるもの、出されたお茶やコーヒーに手をつけないのは失礼になります。**コツは全部、飲み干さないことです。また、仲の良い得意先なら、自分で水のペットボトルを持参して、「僕の分はいいですから」と、先に断っておくのもいいでしょう。**

check!

マイボトルで1日の飲料の調整をする

3 白い食べ物は、要注意

砂糖、小麦粉、白米をまとめて僕は「白い要注意フード」と呼んでいます。アカデミーの生徒さんや各地の講演会でお話しすると、「炭水化物も甘いものもダメなんて、いったい何を食べたらいいの?」と悲鳴がやみません。白い食べ物がなぜダメなのか説明していきましょう。

●白い食べ物　その1　白砂糖

精製された白砂糖は安いですよね? スーパーで1キロ500〜600円くらいです。何でできているかご存じでしょうか? もともとはサトウキビやビート(大根)です。収穫したものは栄養もありますし、体に悪いものではありません。しかし、精製過程で様々な薬剤を使用して精白した白砂糖は、ビタミンやミネラルは失われ酸性の食品になってしまいます。ですから食べれば食べるほど、血液は酸性になりドロドロに。また、エネルギー源として代謝させるにはビタミンB群が必要なのですが、砂糖をとりすぎると、ビタミンB群が不足してしまい、疲れたり、肌を汚くしてしまいます。

食べると血糖値が急激に上がり、そのぶん、急激に下がります。血糖値を急激に上げたり下げたりするのは、すい臓に負担がかかるのです。白砂糖だけでなく、ぶどう糖も一緒です。ひとつだけと思ったチョコレートが止まらなくなる時はありませんか？　それはチョコレートを一粒食べて、血糖値が上がるとともに気分も上がるのですが、下がると気分も下がるので、つい、次から次へと食べてしまうというわけです。

そしてもっと怖いのは、カロリーゼロの人工甘味料です。炭酸飲料などでおなじみですね。カロリーは確かにゼロですが、インスリンが過剰に分泌したり、味覚を狂わせるという実験結果も出ています。食欲も増えてしまうので、かえって食べすぎ・飲みすぎの原因にもなります。常習性があるので、いつも冷蔵庫に人工甘味料が入った炭酸が入ってないと不安になりませんか？

砂糖は脂肪をためる原因となるだけではなく、さまざまな臓器に負担をかける「総合不健康食品」なのです。とはいえ、僕も甘いものは大好きです。**どうしても甘いものを食べたければ、はちみつや精製されていない黒糖、てんさい糖に変えてみてください。**

●白い食べ物　その2　小麦粉

パンにパスタ、うどん、ラーメンなど炭水化物が大好きな方には残念なお知らせかもしれません。小麦粉を使ったものを食べない日はないくらいですよね。しかし、これもまた白砂糖と一緒で血液を汚し、体調悪化の原因となるものなのです。練った小麦粉はボウルにこびりつきますよね？　それと似たようなことが腸で起こります。

もともとの小麦粉が悪いわけではありません。料理で使いやすくしたり、不純物を取り除くため、食物繊維たっぷりの外皮や、ビタミンやミネラルなどの豊富な胚芽をわざわざ取り除いてしまいます。すると、デンプン質だけが残ります。

また、最近、「グルテンフリー」という言葉を聞いたことがありませんか？　テニスの王者、ジョコビッチ選手がグルテンのない食生活をしていると著書『ジョコビッチの生まれ変わる食事』の中で明かしています。ではグルテンとは何でしょうか？　小麦粉に水を加えてこねると、グルテンというたんぱく質が生まれるのですが、その中に「グリアジン」という物質があり、食欲を増進してしまうのです。白砂糖と同じように、インスリンの分泌を急激に増やすため、太りやすい体質になってしまいます。

せめて**白いパンではなく、国産の全粒粉を使ったパンを選んだり、麺を食べたいときは、うどんやそうめんよりも蕎麦にしてみましょう。**十割蕎麦がベストですが、つなぎの割合の少ない八割、九割蕎麦がいいですね。

●白い食べ物　その3　白米

あつあつの白いご飯に生卵……日本人に生まれてよかった……と思う瞬間で

す。「それなのに、ダメなんて！　ほんとに白米も悪魔なの？」という悲鳴が聞こえてきそうですが、人類の歴史を振り返りつつ、白米について考えてみましょう。

人が精製された小麦粉や白米をとるようになったのは、ここ２００年から３００年前のことです。日本では、江戸時代から白米を食べるようになりました。では、その前の人たちは何を食べていたのでしょう？　稲作が始まってから江戸時代までは、精製する技術がなかったので、玄米を食べていました。もっとも、米は貴重だったので、農村では米は作れど年貢に代わり、自分たちは粟やヒエを主食にしていましたが。

では、そのもっと前、穀物がなかった頃、人類は、動物の新鮮な肉や果物、キノコ、海藻などをとっていました。穀物がなかった時代より、穀物を育てるようになった時代、またそれより穀物を精製する時代、さらに高カロリーの食事やアルコールの摂取と、人間は現代に近づくにつれどんどん血糖値が上がり、インスリンを大量に分泌しなければならなくなったのです。

食生活の歴史とインスリンの量

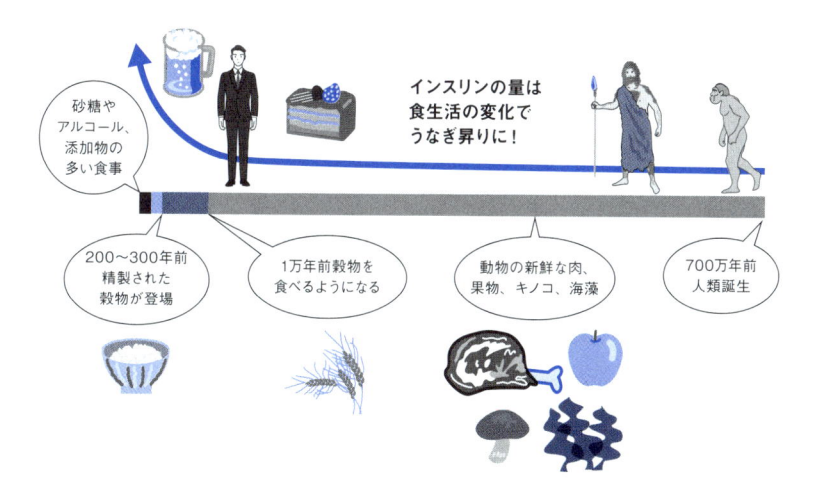

インスリンの量は
食生活の変化で
うなぎ昇りに！
砂糖や
アルコール、
添加物の
多い食事
200〜300年前
精製された
穀物が登場
1万年前穀物を
食べるようになる
動物の新鮮な肉、
果物、キノコ、海藻
700万年前
人類誕生

インスリンとはすい臓から分泌されるホルモンの一種です。血糖値を下げる役割があるのですが、もしインスリンが減ったり動かないと血糖値が上がったままになってしまいます。インスリンが何らかの原因で作用せず高血糖の状態が続いてしまう糖尿病の原因はまだはっきり分かっていませんが、アルコールが好きな人、太った人に多いことから、生活習慣病のひとつに挙げられています。発症するのは40代からの人が多く、今は中高年の5人に1人が糖尿病予備軍とも言われています。

700万年近い人類の歴史のなかで穀物を食べるようになったのは、ここ1万年くらいの歴史なのです。現在、欧米などでは糖質抜きの「原始人ダイエット」、日本でも「炭水化物抜きダイエット」を行う人が増えていますが、これは新しいことではなく、人類のもともとの体質に合った食事が見直されているのかもしれません。

もし、**「どうしても炭水化物が食べたい！」という人は、ビタミン、ミネラル、食物繊維を豊富に含む玄米に**してみませんか。ただし、消化はあまり良くありませんから、よく噛んで食べてください。自炊では、できるだけ白米の割合を減らしてみましょう。

●「たまに」の基準を上げましょう

ここまで読んでいて、いかに毎日、病気まっしぐらな食生活をしていたか、青ざめた人もいるかもしれません。そうはいっても、付き合いもありますし、大好きなものはやめられませんよね。その時は、週1回にしていたラーメンを月1回にしてください。「たまに食べる」の「たまに」の基準を上げてほしいのです。またランチを注文するとき、「ご飯は半分に」と言ってみてください。あなたの「普通盛り」の基準を変えてみましょう。それだけでもだいぶ違ってくると思います。

アラフォーにもなると、健康に気を使っていないのか、丸々と太った友人たちの顔をフェイスブックなどで見かけるようになりました。昔はスラッとしてかっこよかったのに、残念でなりません。友人たちに「お前にガン保険かけたら、株よりも儲かるぞ」と脅してみるのですが、内心は心配です。一番、悲しむのは家族ですから。

check!

白い食べ物は、違うものに変える選択肢を持つ

4 風邪を引きやすいのは食生活とも関係がある

あなたは毎年、何回か風邪を引きますか？　僕はもう何年も引いていません。「それは上野が人並みはずれて丈夫だからでしょ？」と思われるかもしれませんが、太っていた頃、僕はしょっちゅう風邪を引いていました。風邪というのは節分やクリスマスなどの毎年の恒例行事のように、季節の変わり目に誰でも引くものだと思い込んでいて、風邪にかかるのは「運」が悪かったからだと考えていました。隣の席のヤツが咳き込んでいたから……、通勤中の車内でくしゃみしてた、あのおじさんが移したんじゃないか……と、いつも誰かのせいにしていたのです。

しかし、ダイエットをしていくうちに、風邪を引く原因はまさに自分にあることに気がついたのです。その原因とは長年の習慣でした。自分で風邪を引きやすい、移されやすい体質を作っていただけのことなのです。

風邪を引くと病院に行ってクスリをもらいますよね？　基礎体力のある20代くらいまでは、そんな一時しのぎでもいいでしょう。けれども40代で風邪を引くケースの多くは、長年の生活習慣が原因なのです。睡眠不足や肉の食べすぎ、夜中のラーメンなど、これらが蓄積して風邪を引きやすい体に、あなたが時間をかけて変えてしまったのです。

●風邪を引く人の特徴

・抵抗力が落ちている　・生活リズムが一定ではない　・ストレスが多い
・睡眠不足　・疲れがたまっている
・食べすぎている　・野菜不足

ですから、風邪を引いた↓クスリを飲んで寝る。これを繰り返していても、また風邪を引くだけです。同じことは繰り返さないと今日から決意して、まずは自分の習慣を見直してみませんか？

●繰り返す人の考え方

・風邪を引いた↓なぜ風邪を引いたのか？↓隣の席の人から風邪をもらった↓病院へ行く↓クスリを飲んで寝る↓風邪を移されないようにマスクでもしよう

◎習慣を変えない限り体質はそのまま。また風邪を引き続ける

●繰り返さない人の考え方

・風邪を引いた↓なぜ風邪を引いたのか？↓引きやすい体質になった原因を考える↓睡眠不足・コンビニ食・ビタミン不足……↓習慣を改める

check!

習慣を変えて体質を変えれば、風邪を引きにくい体になる

5 風邪の時にお粥を食べるとコンディションが悪化する

では、もう少し、風邪についてお話ししましょう。風邪を引きにくい体づくりをすることが大前提ですが、もし、風邪を引いてしまった時、いったいどうしたらいいでしょう。

●間違った風邪の対処法とは？

もちろん高熱の時は何か別の原因もあるでしょうし、熱を下げないといけないので、すぐに病院に行ったほうがいいかもしれませんが、明らかにただの風邪だと分かっていれば、わざわざ着替えて、病院まで歩いて体力を消耗し、病原菌が飛び交う待合室で待って、3分診療の末、クスリをもらうよりは、家でじっとしていたほうがいいような気がします。

では病院に行かないまでも、ドラッグストアで売っている風邪薬などの市販薬はどうでしょうか？　風邪の時に出る熱は、体が風邪のウイルスを殺すために自衛手段として熱を出しているのです。ですから、その動きを封じてしまうよりは、自然治癒にまかせたほうがいいのです。

日本の大学で行われた実験で、170名ほどの風邪の患者さんを二手に分け、一方に解熱剤、そしてもう一方には偽薬を与えました。その結果、どちらが早く風邪が治ったと思いますか？　なんと解熱剤は8・94日、偽薬は8・39日！

わずかな差ではありますが、偽薬のほうが早かったのです。解熱剤を使うと症状が軽くなるのが少しだけ早いのですが、その分、治りが遅くなるという結果になりました。大雑把に言えば、薬を飲もうと飲まずとも関係がなかったことになります。むしろ、病院に行く時間や薬代がかかっているわけですから、行かずに最初は様子を見ていいのではないでしょうか？

そして熱が出ると市販の冷えるシートをおでこに貼っている人も多いのですが、体を冷やしてくれないのを知っていましたか？　ハッカ効果でスースーして気持ちいいだけで意味がないのです。それに熱は肌の表面から出ているわけではなく、内側から出ているので外側だけ冷やしても効果は少ないのです。それでも冷やしたいのであれば、冷える（と言っているだけの）シートより氷枕を使ってください。

そして市販のうがい薬。ちょっと苦いのですが、その分、殺菌できそうですよね。しかし、これも必要ありません。確かに殺菌成分はあるのです。しかし、水のうがいと、薬を使ったうがいで風邪の予防効果を比較した実験では、水のうがいのほうが効果があったそうです。うがい薬が殺菌力が強すぎて、喉に常駐する良い菌まで消毒してしまったからではないかと考えられています。では予防ではなく、風邪を引いた時にこそ、その強力な殺菌力は使えると思われるのですが、表面の細菌は殺せても、内側の細菌までは殺せません。

●昔とは違う　風邪の時に食べるな

それでは、風邪の時にみなさんは何を口にしているのでしょう？　なぜそれを飲むのか、食べるのか、その理由も聞いてみました。

●風邪の時に飲むもの

・スポーツドリンク
↓体液に一番近いドリンクと言われているから、すぐ水分補給ができそう

・卵酒
↓昔からいいといわれているから。よく眠れそう

・生姜入りの紅茶
↓生姜が喉に良さそう。紅茶も良さそう

・フルーツ＆野菜ジュース（紙パック）
↓なんといってもビタミンC！

●風邪の時に食べるもの

・お粥

↓胃が弱っているから、柔らかいものを

・鍋焼きうどん
↓うどんは柔らかくて消化によさそう。鍋焼きは体が温まりそう

・バナナ
↓消化が早くて栄養がすぐとれるから

・豆腐
↓やわらかいので、口当たりもよく体の熱を取ってくれそう

・水炊き
↓栄養たっぷり。たくさんの食品が食べられる

・キムチ鍋やカレー
↓辛いものは熱を出すので新陳代謝が良く汗をかいたら良く眠れそう

・野菜たっぷりのスープ
↓野菜をやわらかく煮込んで消化に良さそう。レトルトのスープが便利

・ネギ入りの味噌汁

↓ネギは体を温めるから

・アイスクリーム

↓熱を冷ますと、小さい頃親が食べさせてくれた

・プリン

↓柔らかく、栄養もとれそう

どれも効きそうですよね。しかし残念ながら、全てダメです。実は僕もかつては、卵がいいと聞けば、風邪の時に生卵を5つも6つも飲み、うどんを作り、スポーツドリンクをガブガブ飲んでいました。これ、風邪の時にやってはいけないことだらけだったのです。まず、消化にものすごいエネルギーを使うことはP146で詳しく述べますが、実は一食しっかり食べると、フルマラソンを走るのと同じくらいのエネルギーを使うのです。治すことにエネルギーを使ってほしいのに消化に使ってしまい、治すほうにエネルギーが回りません。食べないと「どこからエネルギーを出すの？」と心配になるかもしれませんが、食べ物を食べなく

ても、体に蓄えられている余分な脂肪からエネルギーを使うので大丈夫です。

よって、鍋ものもカレーもダメ。お粥は消化に良さそうですが、そもそも炭水化物ですし、噛まずに飲み込むので消化が悪いのです。体を維持するのに、必要な大切な酵素をたくさん使ってしまう白砂糖は要注意な食べ物と覚えてくださ い。プリンやアイスはもってのほか。スポーツドリンクや野菜ジュースの糖分はどれだけ入っているのか、知っている人はあまりいません。

では野菜やフルーツはどうでしょう？　これは健康な時にとるのはいいのです。体の機能が健全な時は、しっかり消化して吸収してくれるのですが、体調の悪い時は臓器も弱っているので、上手に吸収してくれません。

一方、いくら温かい紅茶やコーヒーであっても、飲めば飲むほど、カフェインは体を乾燥させてしまいます。ではどうしたらいいのでしょう？　それは水を飲むことです。水は糖分もないから、消化にエネルギーを取られず、汗をかいて失った水分を補給してくれます。そしてひたすら寝る。ライオンだってトラだって、具合の悪い時にひたすら動かず寝ているでしょう。寝て治らないような風邪はありません。とにかく横になって回復を待ちましょう。

ただ、こういうことを言うと、「昔の人は間違っていたの？」「母が小さい頃、卵粥作ってくれたんだけど……かえって悪化するの？」と悲しそうに聞かれることがあります。

昔の風邪の原因は、栄養不足から来る風邪がほとんどでした。ですから、原因は、栄養不足なので、栄養をとるのは間違ってはいないのです。しかし、今は栄養不足だから風邪を引いたのでしょうか？　足りすぎて、とりすぎて、それがかえって体調不良の原因となって風邪を引きやすくなっているのです。だから、**足りている体にさらに食べ物を口にするのは逆効果なのです。**

check!

風邪を引いたら、体の回復を待つ

6 飲み会は選んで行くのが40代の流儀

接待したりされたり、暑気払いや忘年会、送別会に歓迎会……と勤めていたら、飲み会だらけなのが40代ですよね。しかし、本当に断れない飲み会ってありますか？「いや、行かなかったら、付き合いの悪いやつって思われちゃうよ。飲ミニケーションっていう言葉もあるしさ」と叱られそうですが、何も全部、行くなとは言っていません。僕も飲み会の雰囲気は大好きです。しかし、アラフォーになってから、「ただの飲み会」には行かないようにしました。

するとどうなったでしょう？「ただの飲み会」をはずすと、週3、4回行っていた飲み会が週1、2回になり、お金も節約され体の負担も減りました。では、どういった基準で飲み会を選んだらいいのでしょうか？

●行ってはいけない飲み会7か条

1 長く一緒にいたい友達以外との飲み会は行くな
2 二次会まで行くな
3 愚痴が多いメンバーの飲み会には行くな
4 同窓会は何度も行くな
5 反省会という名の飲み会には行くな
6 会費の安い飲み会には行くな
7 急遽、呼ばれても行くな

スケジュール帳を開いてみてください。当てはまる飲み会はありましたか？それは行く必要のない飲み会です。

浅い付き合いの飲み会ではなく、これからもずっと、一緒にいたい友人かどうか。もし、その人が肩書きがなくなっても、変わらず付き合いたい人なら行く価値があります。また、とことん話したい相手であるか？　二次会には実際に行かなくてもいいが、最初から「あいつの飲み会なら一次会で帰ろう」と思うなら行かないでもいい飲み会です。

そして、愚痴の多い人たちの飲み会は避けましょう。悩みを聞いてアドバイスをするならいいのですが、いつも同じ愚痴を聞くのは時間の無駄です。同じく「昔はよかった」のオンパレードの同窓会も意味がありません。会いたい人がいれば個別に会いましょう。

次に反省会もだめです。そんな名前がついている時点で、参加のモチベーションは低くなります。そもそも酒が入れば反省なんてできませんから、会議室で終わらせてしまいましょう。僕は飲み会や打ち上げは、「セクシーディナー」「セクシーバーベキュー」という名前にします。たとえ、美女が来なくておじさんばかりでも、セクシーとついていると、気分が上がりませんか？

ここまでふざけた名前はつけられなくても、**「反省会」をやめて、「レベルアップ会」「向上会」と前向きな名前をつけてみましょう。主催する側も参加する人**

の気分も違うはずです。

そして大事なポイントが会場と会費です。安い会費、安っぽい会場には、残念ながら意識の低い人が集まります。ただし、値段は安くても、ユニークな店やおいしい屋台など主催者のセンスがあればいいでしょう。しかし、安い居酒屋チェーンなど無難で安易に決めるような主催者の飲み会は、似たような発想しかない平凡な人しか来ないのです。

最後に、急遽呼ばれた飲み会は、誰かドタキャンが入ったのでお声がかかったのでしょう。もともとメンバーに入っていないのですから、わざわざ行く必要がありません。

check!

「ただの飲み会」は時間の無駄と心得る

7 酒を飲む前にウコンを飲むな、プチトマトを食べよ

飲み会を減らす努力をしたら、今度は、正しい飲み会の準備とリカバリーについて考えましょう。「準備って、ウコンドリンクのこと？　つらい二日酔いを消してくれるのに、たった２００〜３００円なんて安いよなあ」と嬉しそうに話す生徒さんがいました。

残念ながら、それはただの思い込みなのですが、その前に、そもそもウコンとは何かを説明しましょう。見た目はショウガに似ていて、英語名をターメリックといいます。昔から漢方薬、香辛料として使われて、インドカレーなどではおなじみですよね。カルシウムやカリウム、鉄などを豊富に含み、なかでもウコンに含まれているクルミクミンという成分には肝機能を強化する力があり、お酒を飲む前にウコンを摂ると二日酔いになりにくいと言われています。

なるほど、昔から愛用されているなら安心だ。肝臓が悪いから助かるよ……と思ったアナタ、ちょっと待ってください。肝臓の悪い人がウコンを飲むと、さらに悪化させてしまうことがあるのをご存じですか？　大量に含まれている鉄分の過剰摂取で、かえって悪くなってしまうことがあります。天然の成分だから安心なのではなく、それだけ強い効果をもたらす食品は、人によっては毒になることもあるので注意しなければなりません。

では、肝臓が特別、悪くないのであれば、ウコンは効果ありなのでしょうか？　サプリの項でも書きましたが、体に劇的な変化を与えるようであれば、それはリスクも伴う医薬品です。ですから、薬局などで気軽に手に入れられる時点で、効果は期待できないのです。

それに根菜類を搾って飲んだことがありますか？　食べるならいいのですが苦くて飲めないはずです。飲みやすくするために、余計なものがいろいろ入っているのです。また、ウコンドリンクの裏面を読んでみてください。タウリンなどの興奮剤が入っていませんか？　体にいいと思って飲んでいても、実は体にとっていらないものまでとっている可能性があるのです。もし、天然ウコンを生絞りして詰めたら、200〜300円では手に入りません。また、二日酔い予防になると言われるクルクミンは水に溶けにくく、吸収も非常に悪いのです。

それでも「ウコンは効く」と信じている方、それは「プラシーボ（偽薬）効果」だと僕は思います。つまり、思い込み。効いたような気がするだけです。

●なぜプチトマトがいいのか?

ウコンに数百円を使うなら、もっといい方法をお教えします。それは、飲む前にプチトマトを食べることです。「えー？ なんでプチトマト？」という笑い声が聞こえてきそうですが、お腹がすいたところに「乾杯！」とビールを流し込むと、すごい勢いで吸収されてしまいます。だからこそ、一杯目がおいしく感じるのですが、これこそ酔っ払う一番の原因です。ですから、アルコールをキューッと吸収しやすい状態にしなければいいのです。胃はスポンジと同じと考えてください。

もし最初にトマトを食べたら、二番手のアルコールの吸収は時間がかかります。どのみち吸収されるから同じ量を飲んだら一緒なのでは？　と思われるかもしれません。しかし、一気に吸収されるとアルコールの分解が間に合わず、二日酔いになりやすいのです。

実はアルコールの吸収だけ考えれば、別のものでもいいのです。ヨーロッパの地中海では、二日酔い予防にオリーブオイルを一口飲むそうですが、すきっ腹に脂っぽい肉やケーキでは、脂肪がしっかり吸収されてしまいます。お相撲さんは朝、食べずに、激しいぶつかり稽古の後、お昼に大量に、こってりしたちゃんこ鍋を食べます。なぜかというと、それが一番、太ることのできる近道だからです。

ですから、**まず脂肪のない野菜を食べて、アルコールや脂肪の吸収を抑えてほしいのです**。トマトでなくても生野菜ならセロリでもキュウリでも構いませんが、プチトマトはさっと洗って、切らずに食べられるので手軽ですよね。水分もあるので、体が吸収しやすいのです。僕は飲み会の前に、さっとオフィスの近くのスーパーや八百屋さんに寄ってプチトマトをつまんでから、飲み会に参戦します。勤めている人なら、お昼休みに買っておいてもいいでしょう。

check!

まずは野菜を食べて、アルコールや脂肪の吸収を抑える

8 〆のラーメンを食べると悪いこれだけの理由

もうこれだけ説明すれば、いかに〆のラーメンがダメかお分かりですよね。お酒で判断力が鈍っているので、脳も「まだ入るんじゃない？」と誘ってきます。しかし、食べた後、満足しましたか？　どちらかというと、朝、後悔する人のほうが多いのではないでしょうか？

「最後にラーメンくらい付き合えよ」と先輩から言われれば断れないかもしれませんが、できるだけさわやかに断って、この悪い付き合いから抜けましょう。そのうち、「お前はラーメン食べないんだよね？」と別の人と行くようになります。

では〆でなければいいのか？　残念ながら、ラーメンそのものがダメです。僕はラーメン王国の福岡に住んでいますし、子供の頃からラーメンが大好きです。いいラーメン屋さんもありますが、たいていのラーメン屋さんの前では、脂と化学調味料の匂いがきつくて、鼻をつまんで駆け抜けます。以前、僕が太っていたころは、「いい匂いだなあ」とクンクン匂いをかいでいたのですから大変な違いです。ところが健康になると、嗅覚が鋭くなり、化学調味料の匂いだけでNGなのです。

●ラーメンのスープを最後まで飲めない理由

大流行しているラーメン屋の経営者に話を聞いたことがあります。驚いたことに、はやらせるコツは「スープを客が半分、残す味にすること」だそうです。昔は、スープを平らげるような客がいいと言われていましたが、どういうことでしょう？　それは最初の一口目で、お客さんが「すごい！　おいしい！」と思われるようなインパクトのある味に仕上げているからです。ですが、塩や調味料や脂でギトギトにしているので、全部、飲めません。

本当にいい材料で作っているラーメンは最初のうち、ぼんやりした味なのです。けれども、飲んでいくうちに、おいしくなってくる。塩分が高いですから、スープは残したほうがいいのですが、それでも飲み干してしまうのは、薄味にして、いい材料で作っているからでしょう。

どうしても、今日くらいは〆を食べたい！　という人には、ざる蕎麦↓うどん↓ラーメンという順番ですすめています。蕎麦ならば脂こってりよりはましですが、**〆を食べる習慣は、40代ならばそろそろ卒業してもいいかもしれません。**

check!

どうしても〆を食べたい人は、ざる蕎麦に

9

食品は必ず手にとり裏を見てから買え

「安いものには裏がある」「いいものを食べなさい」。そう皆さんにお伝えすると、「お給料安いし、そんなにいいものは買えないよ」「食パンは安いけれど、フルーツは高いし」という声が返ってきます。

しかし、それなら、今までどか食いしていた悪いものを量を減らして、いいものを少し買えばいいし、外食をできるだけやめて自炊をすれば結局、出て行くお金は一緒です。生で食べられる野菜や切ればいい豆腐、納豆などであれば手間もかかりません。添加物ばかりの食生活をしていて、病気になれば治療費がかかり、何よりも働けなくなっては元も子もありません。

安いものには裏があります。値段を抑えるために、さまざまな添加物が使われている可能性があります。試しに何かのスイーツをひっくり返して成分表を見てください。牛乳、卵、砂糖などの材料の3倍くらいの文字量で添加物がズラリと並んではいませんか？ 食べたい時は、できるだけ添加物が少ないものを選びましょう。

では、外食ならいいのか？ と、レストランに行けば、これまた危険なのです。特に安いチェーンのレストランや居酒屋は気をつけたほうがいいのです。まず、お代わり自由のコーヒー。せっかくなら、何杯も飲みたくなりますよね？ たくさん飲めば元が取れると、ついつい注いでもらってしまいます。しかし、実は食品添加物のリン酸塩が増量剤として混ぜられ、コーヒーの香りは香料が使われていることも。リン酸塩は多くとりすぎると体内のカルシウムと結合してカルシウムを排出してしまう働きがあるので、飲みすぎには注意が必要です。そもそも体を乾燥させてしまうカフェインはダメですと忠告しましたが、どうしても飲みたいのであれば、せめてコーヒー専門店で目の前で入れてくれたコーヒーを飲むようにしてください。それなら、添加物は入っていないでしょう。

もう売られている加工品には添加物が入っていないものはないくらい、さまざまな添加物が入っています。一説には、私たちが普通に暮らしていてとる添加物は1年間で約4キロ、レトルト食品をよく摂取する人なら11キロにもなるそうです。

安いレストランや居酒屋でもうひとつ、注意してほしいのが肉。たまたま出張先でメニューを見たら、ご丁寧に「成型肉のステーキ」と書いてあったので、ずいぶんと良心的なレストランだと笑ってしまいました。普通は書いてくれないですよね。

成型肉とは、廃棄するようなくず肉や内臓の肉を軟化剤を使って柔らかくし、リン酸ナトリウム、増粘剤などの食品添加物などが使われた結着剤で固めたものなのです。さらに添加物を使って液状にした牛脂を赤身に注射して、霜降りっぽく加工することも。食べ放題の焼肉店などの多くはこの成型肉が使われていると考えていいでしょう。

まだまだあります。具体的に挙げると、レトルトカレー、肉まん、唐揚げの肉、インスタントラーメン、ソーセージ、ハム、ネギトロ、養殖サーモン、菓子パン、マーガリン、ジャム、カット野菜、缶詰みかん……などです。

どうでしょう？　怖くて何も食べられなくなってしまったかもしれませんが、私たちは、生活の中で添加物を全て避けることは難しいのです。けれども、できるだけ取らないよう気をつけるだけで、大幅に減らすことはできます。あらゆる病気の素になる添加物、気付いたときには遅かった……と後悔しないように、いつも注意を払っていたいですね。

●添加物を減らす10か条

1　外食を減らし自炊をする
2　外食するならチェーンより専門店へ
3　買うときは成分表を見る
4　サラダ、おにぎり、弁当、ハンバーガーなどは、できるだけ専門店で買う
5　添加物が気になったら調べる
6　お代わりできるチェーンのコーヒーは避ける

7 安い肉や野菜は添加物や農薬が多い可能性がある。なるべく専門店で買う

8 カット野菜よりもカット前の野菜を買う

9 食べ放題の焼肉屋に3回行くなら、高い焼肉屋に1回行こう

10 レトルト食品は買わない

check!

添加物はなるべく避けるよう工夫をする

10 デトックスに必要なものはフルーツと水

第1章で「出す」ことの重要さを分かっていただけたと思いますが、いざ、便秘を改善し、体の中もきれいにしようとしても、40歳を過ぎると長年の便秘と体の汚れは簡単には流せません。便秘の解消には水分が必要だと水を飲む人がいますが、それは体が尿や汗で失った水分を補給するためであり、体のゴミは水では流せないのです。

では、何が必要かというと新鮮なフルーツです。いったいフルーツのどんなところが優れているのでしょうか？

●フルーツの優れている理由

1 脂肪を分解・燃焼し、エネルギーを生むための食物酵素を持っている

↓代謝を高め脂肪燃焼を活発にし便通が改善。デトックス促進

2　食べ物を分解してくれる消化酵素を持っている

↓消化にエネルギーを使わない

3　ビタミン類、カルシウム、ミネラルが豊富

↓風邪を予防し骨を丈夫にしてくれる

4　カリウムや食物繊維が豊富

↓高血圧や糖尿病を予防してくれる

5　水と違って保水力がある

↓水分をキープするので乾燥を防ぎ肌を潤す

6　ポリフェノールが豊富

↓細胞の活性化と代謝を促進

7　アミノ酸が豊富

↓食欲を抑える

↓20歳をピークに減り続ける酵素を補填し、代謝を促進し免疫力を高め、太り

にくい体にしてくれる

「フルーツといえば、ビタミンC。お肌にいいよね」「デザートによく食べる」という方も多いと思います。食べても食べなくてもどちらでもいいものと日本では捉えられていました。しかし、人間にとって一番、必要な「酵素」を豊富に持っているのが、肉でも魚でもなくフルーツなのです。野菜にも含まれていますが、フルーツのほうがずっと豊富です。

その酵素とは何でしょうか？　フルーツには「食物酵素」と「消化酵素」の主に2つの酵素があります。まず、食物酵素には、代謝を高め、脂肪を燃焼させる働きがあるので、体のゴミがどんどん体の外に出て行きます。酵素は20歳を過ぎると、体内で生産される量が減り、代謝が落ちていきます。酵素が不足すると老化が進み、生活習慣病を引き起こす原因にもなります。ですから、その酵素を補填してくれるフルーツは本当に体にいいのです。

そしてもうひとつ。フルーツには、独自の消化酵素があり、胃は動くことなく消化してくれる酵素を持っているのです。「え？　でも消化ってそんなに大変じゃないでしょ？」と思うかもしれませんが、1日の食事を消化するのに、どのくらいのエネルギーを使っていると思いますか？　なんとフルマラソンを走るくらいエネルギーを使っているのです。散歩より通勤より食事にずっとエネルギーを取られているんですね。だからランチを食べた後、消化にエネルギーが使われ、頭にまで回らず眠くなるのです。

「でも、それなら食べれば食べるほど、エネルギーが使われて痩せるはずでは？むしろ大いに食べたほうがいいのでは？」と喜ばれた方、それは違います。添加物や砂糖、こってりした食材なら、大切な酵素がそれを分解しようと多く使われ、代謝が落ちてしまいます。結果、分解できずに残ったものは体のゴミとなります。

逆に**フルーツを食べると栄養は取り込まれるのに、酵素は使われないどころか補填してくれます。よって代謝は上がりゴミは出るし、免疫力もアップ、どんなに食べても眠くもなりません。**

check!

フルーツの酵素の力で体を正常に

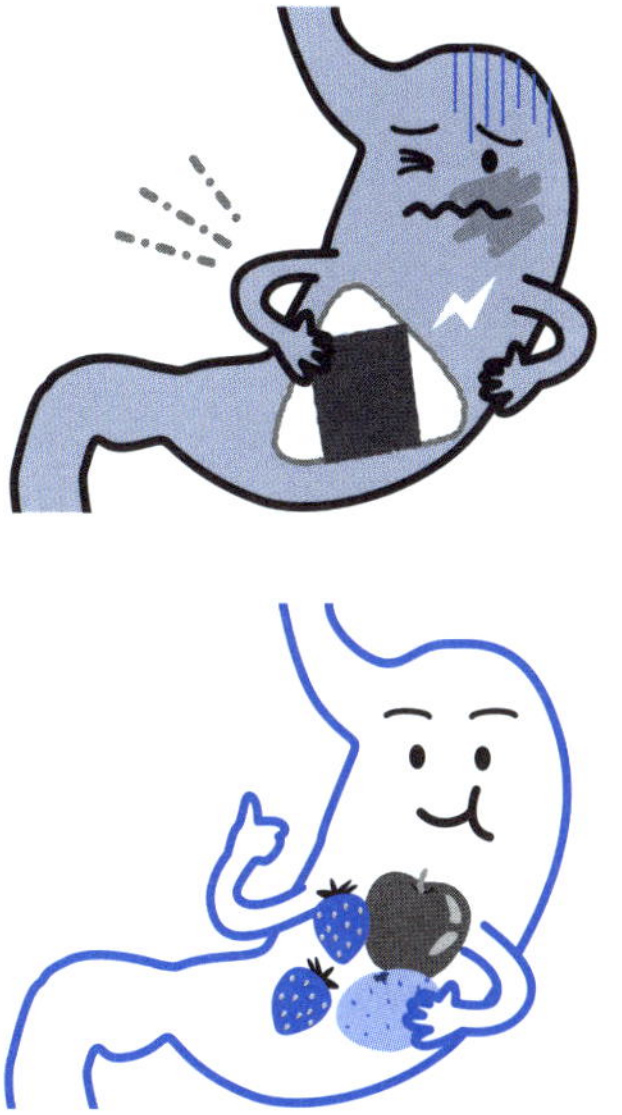

フルーツは胃に負担が少ないが、
通常の食事は消化にエネルギー
が使われるので負担がある。

11 フルーツには正しい食べ方がある

さっそくフルーツを買いに行きましょう。フルーツには正しい買い方、食べ方があり、これを間違うと台無しになってしまうのです。

●フルーツの正しい買い方・選び方

1　旬のものを買う

↓冬にもスイカ、秋にもイチゴは売っているけれど栄養がない。その季節のものを買ってください。

2　新鮮なものを買う

↓古くなって50円引きで売られているとお得に見えますが、それを2パック買うよりも、新鮮なものを1パック買ったほうがいい。栄養がまるで違います。

3 地元のものを買う

↓遠くの産地のものよりも、地元の新鮮なものを選んで買いましょう。毎日、同じものが続いてもいいのです。

4 水分の多いものを買う

↓デトックスに向く果物は水分の多いもの。スイカやブドウ、梨、桃、ミカン、リンゴなどは水分が多いものです。反対に柿やバナナ、サクランボなどは水分が少ないのです。デトックス中はできるだけ水分の多いものを購入しましょう。

5 地元の八百屋さん、果物屋さんで買う

↓目利きがしっかりした店で買いましょう。顔なじみになると、旬で食べごろのフルーツをすすめてくれます。会話を交わさないスーパーでは、定番のフルーツしか手に取らなかったのですが、果物屋さんで買うようになってから、旬のものや新しいフルーツを教えてもらうようになりました。

6 カットフルーツはNG

↓容器などに入ったカットフルーツはすぐ食べられて便利そうですが、色が変わらないように酸化防止剤に漬けられています。見た目は新鮮に見えますが、すでにビタミンも半減しているので、避けましょう。

7　生のフルーツのみ

↓ドライフルーツはすでに生とは別のものです。水分もなくデトックスにはなりません。ただ栄養はありますので、無糖タイプのものをおやつに少しいただく程度で。ほとんど栄養がなく砂糖や添加物が多いフルーツ缶詰や市販のフルーツジュースはやめましょう。

8　フルーツではないもの、デトックスに向かないもの

↓アボカドはフルーツですが、消化酵素がないのです。トマトは野菜か果物かという議論が続いていますが、同じく消化酵素がないのでデトックスには向きません。栗は木の実なのでフルーツではありませんので、おやつの時間に。

●フルーツの正しい食べ方

1 胃が空っぽの状態で食べる

↓胃の中に食べ物が入っていると食べたフルーツが酸化してしまいます。よって消化が終わらないランチや夕食には食べないように

2 他のものと混ぜない

↓フルーツは他のものと混ぜると酸化してしまいます。野菜とも酵素が違うので、混ぜると黒くなってしまうのです。

3 常温に戻す

↓冷たいものを温めるために体内で余計なエネルギーを使ってしまうので、食べる前に必ず冷蔵庫から出して室温に戻しましょう。

4 種は取り除く

↓柑橘類やスイカなどの種はどれも消化に悪いので決して食べないように。イチゴなどの小さい種は食べてもいいのですが、よく噛んでください。

5　水分の多いものから食べる

↓消化の早いものから順に食べましょう。メロンやスイカ、梨、ブドウなどを先にいただき、サクランボや柿、ビワなどは後からいただきます。水分のないバナナは最後に。

6　煮たり焼いたりしない

↓焼きリンゴや桃のコンポートなどを作りたくなりますが、50℃で酵素は壊れてしまうので、必ず生の状態で食べてください。

7　砂糖をかけない

↓砂糖を混ぜても酸化してしまいます。ヨーグルトやスムージーも同様です。

8　一緒にとっていいのは水か炭酸水のみ

↓紅茶やコーヒー、牛乳も酸化の原因になります。もちろん、アルコールもNGです。

消化の時間（目安）

フルーツ	1時間
生野菜	2時間
味噌汁	2時間
煮物	3時間
おにぎり	8～12時間
肉	12時間

check!

フルーツの正しい食べ方を知って効果アップ

9 消化するまでは、他のものを口にしない

↓水分の多い果物は30分から1時間で消化しますが、バナナなど水分の少ないものは消化が遅くなるので、完全に消化するまで待ちましょう。

10 南国のフルーツは少しにしよう

↓マンゴーやライチ、パイナップルなど、南国のフルーツには体を冷やすものも多いので、少しにしましょう。

11 ミカンの薄皮はむこう

↓冬になると柑橘系が盛りだくさん。コタツでミカンは何よりも楽しみですが、消化に悪い薄皮はむいて食べましょう。

フルーツの正しい食べ方を知って効果アップ

水分の多いフルーツ	季節	備考
スイカ	夏	デトックス No.1！キング・オブ・フルーツです。
グレープフルーツ	年中	絞ってジュースにすると飲みやすいです。※種は取り除きましょう
オレンジ	年中	絞ってジュースにすると飲みやすいです。※種は取り除きましょう
リンゴ	秋〜冬	胃腸の働きを良くしてくれます。
梨	秋	利尿作用が高く、デトックス効果が高いです。
ブドウ	秋	持ち運びにも便利なフルーツです。（保存容器に入れる）
メロン	年中	利尿作用が高く、デトックス効果が高いです。
イチゴ	春	持ち運びにも便利なフルーツです。（保存容器に入れる）
桃	初夏〜夏	繊維質が多く、便秘改善に良いです。
洋ナシ	秋〜冬	アスパラギン酸を含み、疲労回復に良いです。
ネーブル	秋〜春	ビタミンＣ豊富で抗酸化作用が高いです。
夏ミカン	夏	白い皮は消化しにくいので避けましょう。
水分の少ないフルーツ	**季節**	**備考**
キウイフルーツ	年中	便秘改善や、美肌に良いです。1日2個までにしましょう。
パイナップル	年中	消化を助ける酵素が豊富です。よく熟れたものを食べましょう。
マンゴー	年中	南国のフルーツは、体を冷やしやすいのでたまに食べるぐらいにしましょう。
サクランボ	初夏	葉酸も多く、貧血予防にも良いです。
ミカン	秋〜冬	白い薄皮は消化しにくいので避けて食べましょう。
いよかん	冬	オレンジよりも水分が少ないです。
イチジク	夏〜秋	便秘改善に良いです。
ザクロ	秋	消化を妨げる種も食べるものなのでデトックスには向きません。
ライチ	初夏	熱帯地域のフルーツです。葉酸が多く、貧血予防にも良いです。
プルーン	夏〜秋	カロテンやビタミンＥによる抗酸化作用があります。
プラム	夏〜秋	アントシアニンによる眼精疲労に良いです。
柿	秋	ビタミンＣとタンニンにより、二日酔いに良いです。
ビワ	初夏	βカロテンを多く含み、粘膜や肌を健康に保ってくれます。
バナナ	年中	フルーツの中で一番水分が少ない。腹持ちがいいので最後に食べましょう。

食べる目安（１回分の食事）
グレープフルーツジュース４玉分
グレープフルーツ２玉、リンゴ２個、梨１個、バナナ１本
梨２個、リンゴ２個、パイナップル1/2個、キウイ１個
梨１個、リンゴ２個、ミカン２個、パイナップル1/2個
スイカ1/2個
マダーボール１玉、パイナップル1/2個
グレープフルーツ２玉、イチゴ１パック、キウイ１個、バナナ１本

12 フルーツ・デトックスのスケジュール

フルーツの正しい買い方、選び方、食べ方をマスターしたら、フルーツ・デトックスを実行しましょう。まずはスケジュールの組み方です。食べていいのは、お腹が空っぽの時だけという約束を覚えていますか？

一日のうち、その時間帯は朝だけです。消化時間（P154に一覧表）を見ても、肉など12時間かかるものもあります。通常であれば、朝、フルーツ、昼は午後のためにサラダランチ、夜は炭水化物は控えめに、サラダや焼き魚、豆腐、ひじきなどの和食が理想です。

しかし、これは体からゴミを出しつくしたデトックスが終わった人の一日の流れであり、もしあなたが太っていたり、便秘だったり、体臭があるならば、まず、特別なデトックス期間を60日間、設けてみましょう。

60日の期間中は、フルーツデーとノーマルデーを設けてください。具体的にとるものについては、下の表をご覧ください。フルーツデーで食べる量は、少し、ではなくお腹がいっぱいで食べられなくなるまで食べてください。種類がいろいろあるほうがいいのですが、古いものを数種類、食べるなら、新鮮なものを1種類のほうがいいのです。スケジュールについては、以下を参照してください。60日が過ぎたら、ノーマルデーのみに戻り、フルーツ・デトックス完了となります。

フルーツデーとノーマルデーの食事

フルーツデーの１日	
朝食 昼食 夕食	水または炭酸水（１日合計２．５リットル）＋フルーツ（１食につき大皿２皿分） ※３食、腹十分目

ノーマルデーの１日	
朝食	水または炭酸水（１日合計２．５リットル）＋フルーツ（大皿２皿分） ※腹十分目
昼食	サラダ、または蕎麦やスープなどの軽いもの　※必ずサラダから食べること　※腹五分目
夕食	サラダ、焼き魚、ひじき、豆腐など和食を中心に　※必ずサラダから食べること　※腹五分目

★デトックススケジュール

☆1日目〜30日目

フルーツデー、ノーマルデーを3日おきに繰り返す。15日間はフルーツデーの日を作る。フルーツデーは連続して増やせば増やすほどデトックスに効果あり。

☆31日目〜60日目

フルーツデーは週に1回のみ、あとはノーマルデー。

☆61日目以降

ノーマルデーのみ。

●飲み会のある日は調整しよう

飲み会のある日くらいは羽目をはずしたいもの。〆のラーメンはやめてほしいのですが、飲みすぎに注意して楽しみましょう。必ずサラダから食べゆっくり噛んでください。

そのかわり、当日は朝も昼もフルーツデーとしてください。食べてからデトックスするのでは？　と思うかもしれませんが、事前に体重を落とし、代謝を上げておくと後が楽です。前日は通常どおりのノーマルデーでも構いませんが、デトックス中はできれば前日もフルーツデーにしてください。

●飲み会のある日の調整

☆飲み会前日　ノーマルデー（できれば前の日もフルーツデーに）

☆飲み会当日　朝：フルーツ　昼：フルーツ　夜：飲み会

☆飲み会翌日　朝：水のみ　昼：フルーツ　夜：フルーツ

●フルーツ・ダイエットの誤解

1　フルーツダイエットはお金がかかる！

高いものを食べる必要はありません。前述しましたが、いくらスイカがデトックスにいいからといって、春先に高いスイカを買うことはありません。できるだけ地元の新鮮な果物を食べてください。最初の1か月だけが3食フルーツの日が続いても、その後はそれほど増えません。サプリやマッサージ、ジムにかかるお金をフルーツに使うと思えば、無駄な出費にはなりませんよ。

2　フルーツは果糖があるから太る！

よく聞かれますが、これは誤解です。果糖の糖は自然の糖ですが、砂糖の糖は精製された糖なので、全く違います。代謝を上げてくれるフルーツを食べても太りません。フルーツばかり食べる動物はぶくぶくに太っていますか？　引き締まった体をしていますよね。もし太るとしたら、添加物や炭水化物、乱れた生活習慣などほかに原因があるか、正しいフルーツの食べ方を知らないだけです。

3　フルーツはカロリーが高いよね？

僕のアカデミーでは、カロリー計算は全く必要ないと伝えています。汚れて栄養も吸収できないような腸に、体にいいものを入れても素通りしてしまうのです。ですから、腸にこびりついた毒を出し、栄養をきちんと吸収できるよう、代謝がよく脂肪を分解して体の中からゴミを出してくれるフルーツが必要なのです。

4　バナナダイエットは体にいいはず！

フルーツ・ダイエットの話をすると、「ではバナナを」と言う人が多いのです。値段も安く腹持ちもいいし、栄養もあるのに消化も良さそうです。フルマラソンなどで食べている映像が映りますよね。ただ、デトックスの観点から見ると、水分が少ないので、デトックスには向きません。デトックスにはフルーツの酵素が入った保水力のある水分が必要なのです。ですから、デトックス中は水分の多いリンゴやミカンをたくさん食べてください。どうしてもバナナが食べたいのであれば、ほかのフルーツの一番、最後にとりましょう。

check!

飲み会のある日はフルーツで調整を

第3章

ポジティブな時間管理が仕事の質を上げる

40代になっても時間に追われるのは×。
自分の時間が少なくなる年代だからこそ、
積極的な時間管理で、健やかな生活を送ろう。

1 朝は5時起きで、一日の使い方をイメージせよ

「一日の計は朝にあり」「朝起きは三文の徳」など、感じのよい格言やことわざは朝だけですね。英語の格言にも、「The early bird catches the worm.（早起きの鳥は虫をつかまえる）」というのがあり、世界共通で朝のイメージはいいものです。残念ながら、「夜更かしは健康のもと」なんていう格言はありません。

成功者はみんな早起きをしています。古くはモーツァルトやベートーヴェン、織田信長は朝の4時、信長に仕えていた頃の豊臣秀吉は朝3時には起きていたといいますから戦国武将たちも早起きですね。最近ではオバマ大統領夫妻が早起きで有名ですが、マーガレット・サッチャー元首相も毎朝5時に起きて、一日の計画を立てていたそうです。

日本の経営者も負けてはいません。「カレーハウスCoCo壱番屋」の創業者で

ある宗次徳二氏は、「早起きは3億の得。超早起きは30億円の得」と語り、朝4時半に起きて仕事をしていたそうです。

なぜ早起きがいいのでしょうか？　ひとつには、朝のクリアな空気と太陽の光は脳を活性化させる働きがあります。眠った体を自然に起こす力が朝にはあるのです。朝の静かな時間は、電話もかかってこないですし、誰にも邪魔されず、集中して仕事ができると多くの早起きの経営者が答えています。それに、**とりあえず、着替えて顔を洗ってバタバタと出勤する人と比べて、余裕を持って一日の計画を立ててから仕事に取り掛かれるのです。**会社での責任も大きくなり、自分のための時間よりも他者のために時間を使わねばならない40代こそ、そうありたいものですよね。

僕はかつて〝宵っ張りの朝寝坊〟でした。夜、早く寝てしまうなんてもったいないと、テレビを見たりゲームをしたり。けれども、早く起きる習慣をつけてから、重要な仕事のほとんどを朝一番にやるようになりました。やはり、同じ仕事をやるのでも、朝と夕方ではまるで能率が違うのです。

いかに、起きた時の脳が活性化しているかが分かります。夜更かしばかりしている人が、いきなり早起きしても、日がな1日、ぼんやりしたままかもしれません。夜も目が冴えて眠れないかもしれませんが、1週間、続けてみてください。体内時計が戻り、朝の光で起きられるようになると、体が楽になります。

そして、光溢れる朝に、一日をイメージする余裕が生まれるとしめたもの。自分の時間が少なくなる40代という世代こそ、ただなんとなく「生きている」日々から、活き活きと積極的に「活きている」毎日に変えるべきでしょう。

check!

早起きこそが40代の仕事を制す、と心得よ

2 スーツを減らして、服に悩む時間を5分節約する

あなたのクローゼットはどんな状態ですか？　ちょっと開けて確認してみてください。このうち、ほとんど着ていないスーツやシャツもあれば、その数字も数えてみてください。夏物スーツ、冬物スーツ、シャツ、ネクタイ、ベルト、靴、鞄……いくつずつ持ってますか？

どうでしたでしょうか？　僕はスーツが夏2着、冬1着、シャツは7枚、ネクタイは冠婚葬祭を入れて5本、ベルトは2本、鞄は出張用のスーツケースと書類を入れる小さな鞄の2つだけ、靴は3足を交代で履いています。「ずいぶん少ないですね」と驚かれるのですが、実は超めんどくさがり屋で、たくさんあればそれだけ手入れをしなければならないので、最低限しか仕事着は持たないようにしているのです。そのかわり、その少ないスーツやシャツや靴を着まわすためには、

手入れが欠かせません。どんなに酔っ払っていても、自宅に帰ったら必ず靴を磨きます。

もし、たくさんスーツがあれば、僕のことだから、「今日くらい手入れをしなくても、たくさんあるからいいや」と、ほったらかしてしまうでしょう。バッグもたった1つしかないので、一日の終わりに傷みがないかチェックします。スーツケースに座るなんてこともしません。壊れたら替えがないからです。

かつて僕はたくさん買えることが幸せなんだと思い込んでいました。しかし、昔よりも稼げるようになった今、「ほんの少し」のほうが幸せだと気がついたのです。物が少なくなり愛着が湧くようになったことだけではありません。シンプルな生活で、朝、服に悩む時間がなくなりました。だからといって**ファッションに興味がないわけではなく、本当にいいものを考え抜いて買うようになったのです。**バーゲンでもなくブランドでもなく、小さな街の仕立て屋さんで本当に似合うものを作ってもらいました。

最近では、物を持たない暮らしをする人も増えてきて、「ミニマリスト」と呼ばれるそうです。
じっくり考えて物を持てば、朝、迷う時間は減る。ぜひ、いろいろなモノの良さが分かる40代こそ、本当に必要なものだけをクローゼットに入れてください。片付けると、心もすっきりしますよ。

check!

物を減らすことで、自分の時間ができる

3 昼はパワー全開で外部と接する

朝に重要な仕事や自分が誰にも邪魔されず集中して、やりたい仕事をやるというお話をしましたね。では昼はどんな時間に充てたらいいでしょうか？　脳が活性化するのは午前中だとしたら、午後は人と会う時間に充てましょう。

「え？　人と会う時間は集中力が切れていていいの？」と思われるかもしれませんが、僕は、朝はアイデアを出したり、文章を考えたりするクリエイティブな時間にしていて、昼は確認メールなどを返す時間にしています。**お客さんに会ったり、スタッフとのミーティングをするのは、朝のピリッとしている時間より、昼すぎの穏やかな時間のほうが合っている気がするのです。**

もちろん、プレゼンや重要な打ち合わせは午前中のほうがいいのかもしれません。ただし、午後だからといって、ランチをがっつり食べたら眠くなります。午後になっても、パフォーマンスが落ちないよう、毎日の生活を整えましょう。どうしても眠くて仕方がない時は、血糖値が急激に上がる栄養ドリンクや甘いもの、体を乾燥させてしまうコーヒーの力に頼らずに、5分でいいので目を閉じてみましょう。そのほうがすっきりするはずです。

check!

午後はリラックスして人と会う時間にする

4 ランチの後、15分の昼寝時間を確保して残業をなくせ

上野の言うことを聞いて、いつもと同じ時間に起きてはみたが、「どうしても眠い！」という方、コーヒーも栄養ドリンクも手を出したらダメなのは、口を酸っぱくして言っていますから、もう分かっていますよね？　その代わり、昼寝はしてもいいのです。「そうだったのか！　ではお休みなさい」……と出社してすぐ誰もいない会議室へこっそり消えたあなた、昼寝は昼に寝るから昼寝なんですよ。

昼寝にはルールがあるのです。寝ていい時間は、ランチの後の12時から15時と決まっています。どうしてこの時間なの？　と聞かれることがあるのですが、狩猟時代、暑い午後に体を休ませた名残ではないかと言われています。ラテンの国ではシエスタを取る国も多いですよね。

ただし、そのラテンの国のように1時間、ぐっすり寝てしまっては、もう仕事をする気にはなれません。深すぎる睡眠はかえってだるくなります。20分までにしておきましょう。**たった3分でも脳を活性化させてくれるので、40代の午後の仕事を効率アップしてくれる効果があります。**同じ理由で横にならず、机の上に突っ伏して寝るくらいでいいのです。実は睡眠3時間というショートスリーパーで有名だったナポレオンも、しっかり昼寝をとっていたのだとか。また、蒸し風呂が大好きで風呂越しに部下が書類を読み上げていたそうです。昼寝と風呂が、激務を支えていたのですね。

check!

3分の昼寝でも、仕事の効率は上がる

5 夜20時以降はスマホもPCも見ない

「残業している人が仕事を頑張っている人」という日本独特の評価は何とかならないかと日々、考えています。職場にしてみれば、残業代だけではなく、会社の冷暖房費、パソコンや照明などの電気代などもかかってしまうのですから、実はいいことがありません。そして人間の脳にとっても、一日の終わりで一番、疲れているはずの時間。いくらやる気があっても、いい仕事ができるわけがないのです。

僕のオフィスでは夜6時になったら、スタッフを追い出します。6時で終わるように、計画を立ててやってほしいと考えていますが、もし仕事が残っていても、家に持ち帰らず、できるだけ翌朝にやってもらいます。仕事とプライベートの区切りがなくなるからです。朝、重要な仕事からやっていれば、残った仕事は明日に回しても大丈夫ですよね。

そして、夜20時までにサラダと和食を中心とした夕食をとったら、それ以降はもう食べないように。寝る2時間前には胃に残業をさせないためにも、おつまみも禁止です。夜10時に寝ることを目標に逆算して行動してみましょう。「サザエさんじゃあるまいし、そんなに早く会社を抜け出すことはできないし、家は遠いし、食事を夜8時に終えるなんて無理！」という人もいるかと思います。

それならいつもより1時間でいいので、早く帰る努力をしてみましょう。残業する分、会社に誰よりも早く来ていれば、まわりは何も言わないはずです。「遅くまで大変だな、一杯、飲んでいくか？」というお誘いもなくなります。

夕食後は、脳を眠りに誘うため、パソコンもスマホもテレビもつけず、お腹が落ち着いたら、お風呂へ。お風呂の入り方は第一章でお話ししましたが、ゆっくり湯船に浸かったら、30分以内に寝ましょう。

check!

夜は脳を眠りに誘う時間、ＩＴは使わない

6 「自分時間」の習慣をつけた人は出世する

ある日、僕がいつものカフェに行くと4人組のおばさんたちがおしゃべりに花を咲かせていました。4人とも揃いも揃って太っています。それなのに、聞こえてくるのは、近所の人の悪口ばかり。自分たちの体型は棚に上げて「あの人、太ったよね〜」と大笑いしているのです。おまけにケーキセットを頼んでパクパク食べています。きっとこの人たちは、「自分時間」ではなく「他人時間」を生きているのでしょう。

「人の振り見てわが振り直せ」とはよく言ったもので、他人の悪口を言っている暇があったら、自分向上のために時間を使ったほうがよりよい人生を送れます。

僕はかつて、自分もさんざんミスをするくせに、他人が仕事でミスをすると、ここぞとばかりダメ出ししていました。かなり嫌なやつでしたね。

自分の失敗は見えないのに、なぜか他人の失敗は目につく。だからこそ、僕は、4人組のおばさんたちのように、ぶくぶくと太ったのです。なぜ性格が捻じ曲がっているると太るのかって？　太る人はネガティブな人が多いのです。SNSなどでも、カチン！とくる書き込みをするのは、太った人が多いような気がします。自分には目を向けず、他人が気になる。つまりベクトルが外を向いているのです。

もし、**ベクトルが他人ではなく自分に向いていたら、他人よりも自分自身の健康や体型や性格が気になり、努力をします。**ですから太らず、他人も攻撃せず、風邪を引くこともなくなります。あなたのベクトルはどっちを向いていますか？

他人時間よりも自分時間。V.S.O.PのO、オリジナリティを作るべき40代の今こそ、そろそろ大事な自分に目を向けてみましょう。

check!

人の悪口は言う暇があるなら、自分を向上させる時間に使う

7 寝る時間より起きる時間をコントロールする

年齢が上がるほど楽になる昔と違って、現代の働き盛りの40代の会社員は、若い時よりも忙しいのです。自分の仕事が終わっても、部下の面倒を見なければならないし、早く会議が終わる日もあれば、接待がある日もあり、家に帰る時間はなかなか自分ひとりで決められないものですね。前述したとおり、できるだけ早く帰ったり、飲み会を減らす努力をしてほしいのですが、勤め人たるもの、そうはいきません。

しかし、寝る時間はコントロールできなくても、起きる時間は自分の意思で決められるのです。「昨日は遅かったから出社ぎりぎりまで寝ていよう」と思った方、それでは、どんどん生活のリズムが狂ってしまいますよ。

例えば、いつも夜11時に寝て朝6時に起きていたとします。しかし、飲み会で午前2時に寝たので、出社ギリギリの8時まで寝ていては、まるで飛行機の時差ぼけのように、遅くまで寝ていた分、その日の夜も遅くまで目が覚めてしまい、なかなか寝付くことができなくなります。

「起きた時間が自分の起きる時間です」とフリーダムなことを言う中小企業の社長さんがいるのですが、自慢にも何もなりません。若者にはそんな社長のところになんて、就職するなと声を大にして言いたいです。暴飲暴食をしたり、朝まで飲んだりと生活リズムが崩れている人は太った人が多いのです。その社長のように、「ぶくぶくと君も太るぞ」と脅したくなります。だって自分の健康も考えられないような社長なら、社員の健康なんてもっと考えられないでしょうから。

睡眠は時間ではなく質なのです。いかに「スムーズに睡眠状態に入り、深く眠り、気持ちよく目覚めるか」が重要であって、ダラダラと寝続ければかえって疲れてしまいます。眠いかもしれませんが、いつもと同じ時間に起きましょう。

もし、あなたがいつも夜中の2時に寝る人ならば、朝型に変えましょう。人間は午後10時から午前2時に、睡眠を取ることで成長ホルモンを分泌します。別名

「若返りホルモン」と呼ばれるこのホルモンには、抵抗力をつけ、疲れを癒やし、肌をきれいにする効果があります。

なぜその時間なのか、午前2時に寝たら6時まで出てくれればいいのに……と思いますが、長い人類の歴史のなかで、人間の体は、暗く睡眠に適した午後10時から午前2時までが一番、体や脳を回復させるといったリズムができあがったのかもしれません。話は少し違いますが、高いところにある葉を食べたくて首が伸びたと言われるキリンや、最近では、島に食料がなくなって海に深くもぐれるようになったブタの話も聞きました。そのうちブタにもエラができるかもしれませんね。

何か環境に合わせて体が変わるとしたら、もしかしたら、あと何万年も夜型生活を続けていれば、寝ている時間が、朝であろうと、成長ホルモンが出るようになるのかもしれませんが、私たちの時代はまだそれは無理でしょう。電灯が煌々とつき、生活が不規則になり、こんなにも夜中起きている人がいるようになったのは、人類700万年間の歴史のうち、わずか100年くらいのことなのです。

●朝型に変え、夜眠れるように

では、さっそく実践してみましょう。しかし、布団に入っても寝付けないという人がいます。僕も夜型生活から朝型に変えたときは、なかなか寝付けなくて大変でした。単に布団に入れば眠くなるわけでもないのです。さまざまな原因が考えられるのですが、寝付けない人の特徴を挙げてみました。

●寝付けない人の特徴

・タバコを吸っている人・食べ物の質が悪い人
・風呂に浸かっていない人（風呂から出て30分以上たっている人もNG）
・寝る前に携帯電話やパソコン、テレビを見ている人
・夜、運動している人・夜に長電話をする人
・ビジネス書などを夜、読む人・スマホをベッドの近くで充電している人
・寝る直前まで明るい部屋にいる人

運動も本もおしゃべりもパソコンも、これらは脳を目覚めさせてしまっているのです。特にパソコンやスマホなどはブルーライトを発しています。太陽の光にも含まれているブルーライトを日中、見ている分にはいいのですが、夜にこの光を浴びてしまうと目が冴えてしまうのです。体が勘違いして、体内時計が狂ってしまうことも。ですから寝る2時間前にはスマホを手放しましょう。

またスマホなどをベッドの近くに置くのはやめましょう。メールを受信したとき、一瞬、光るブルーライトが、あなたが目覚めなくても、脳がキャッチしてしまいます。隣の部屋に持っていってください。部屋の照明は落とし、考え事をせず、頭を空っぽにして穏やかな気持ちで画集でも開いてみてください。

check!

睡眠は長さではなく質。良い目覚めを作る努力をしよう

第4章

潜在能力を引き出す健全なる思考

40代の会社員は、考え方や心がマイナスだと、体が万全でも結果は付いてこない。潜在能力を発揮するための気持ちのあり方とは？

1 「やり方」を変えるのではなく、「考え方」を変えよ

健康番組で「健康にはトマトがいい！」「ダイエットにはリンゴがいい！」と放送されると、「これか！」とばかりに飛びつく人がいます。どうもその数は相当なようで、昼の番組で放送されると、夕方にはその放送されたフルーツや野菜の棚が空っぽになるスーパーも多いそうです。

健康番組のテレビディレクターさんは、近所のスーパーの店長から「売れ切れちゃうから、事前に何を放送するか一覧表ちょうだいよ。トマトでもダイコンでもレタスでも、その日にたくさん仕入れとくから」と言われたそうです。ちゃっかりしているというか、商魂たくましいですね！

でも、もっとよく考えてください。リンゴやトマトが健康にいいことに間違いはありませんが、あなたはトマトをたくさん食べなかったら太ったのでしょう

か？　リンゴが少なかったから不健康になったのでしょうか？

僕の知り合いに太ったアラフォーの女性がいるのですが、彼女は、まさにテレビや流行におもしろいほど「飛びつく人」なのです。バナナダイエットにリンゴダイエット、ブートキャンプにロングブレスダイエットなど、片っ端から試していますが痩せたところを見たことがありません。

●できないことをやってみるという考え方

このような「飛びつく人」は、僕に言わせれば、ただのダイエットマニアであり、永久に痩せることはありません。なぜなら、**「自分ができることをやる」というのでは、変わりようがないのです。「できないことをやってみる」から、結果が出るのです。**ある一定期間だけリンゴを食べたり、DVDを買って土日にフラフープを練習するくらいなら誰でもできますし、「やってみた」という自己満足だけで、日々の生活が根本から変わることはありません。

つまり、痩せない一番の原因は、「方法だけてっとり早く知りたがる」あなたの性格。その「飛びつく」彼女に、「流行を追いかけるよりも前に、お腹いっぱい食べるクセを直したら？」と教えると「うーん、でもお腹いっぱい食べたいし、たまにはケーキもビールも飲みたいけれど……それでも痩せるにはどうしたらいいですか？」とニコニコして質問してきました。今、「方法じゃなくて考え方を変えてごらん」と言ったばかりなのに！

食べすぎる生活習慣も変えずに痩せる……そんな魔法のダイエット、あったら僕が知りたいですね。もし痩せたとしても、魔法なのですぐに元に戻るでしょうけれど。ちなみに彼女は僕の生徒さんではありません。「これまでの自分を変えたくないけど、痩せさせて」という人はアカデミーではお断りしています。

check!

「できること」だけやっている限り結果は変わらない

2 「結果2」「原因8」のポジティブ思考を身に付ける

さきほど「どうやったら痩せるんですか？」とやたらと「やり方」だけを知りたがる女性の話をしましたが、これはダイエットだけではなく、趣味や仕事、恋愛も教育も同じだと僕は考えます。

「太った！」「風邪を引いた！」「失恋した！」「客を怒らせた！」という結果にとらわれ、「どうしたら痩せられるの？」「風邪を引いたときは何を飲むの？」「悪い男だったの！　誰か聞いて！」「どうしたら客の怒りが収まるの？」と慌てふためいて応急処置をしようとします。

しかし、なぜ太ったのか？　なぜ風邪を引いたのか？　なぜ失恋したのか？　なぜ客を怒らせたのか？　原因をきちんと考えない限り、応急処置をして事態が好転しても、再現できないので、また太り、風邪を引き、失恋をし、客を怒らせてしまいます。失恋で落ち込んでいるところに、やけ酒を取り上げて、「ふられた原因を考えて」なんて傷口に塩を塗るようで、申し訳ない気持ちになるのですが、悲劇を繰り返さないためにも、自問自答して原因をさぐりましょう。

●原因を突き止めた人が40代からも成長する

自分に向き合い、原因を突き止めた人だけが40代からも成長できるのです。ただし、勘違いも多いのでご注意を。「原因は何ですか?」と聞くと、「年末年始の飲み会が多かったから」「スキーに行ったときは平気だったよなあ……風邪を引いたのは、やっぱり誰かに移されたから」「別れの原因は彼女の心変わり」「客が怒ったのは、連絡ミス。確認するのを忘れてしまった」なんて返ってきます。

しかし、それは本当の原因ではありません。ただビールを飲みすぎたから太ったのではなく、自分に甘い性格やデトックスできない体が原因なのです。ただ、ビールの量を減らせば痩せるわけではありません。また風邪を引いたのは、人に移されたことではなく、自分の抵抗力が落ちていたからなのです。睡眠や食事、ストレスなど抵抗力を落とすようなことをしていないか書き出してみましょう。

そしてよく失恋する人には特徴があります。僕は恋愛講座というのもやっているのですが、別れた原因を相手のせいにする人は、たいていうまくいきません。パートナーの浮気、心変わりなど確かに自分に非がないように思われるのですが、あなたが素敵だったら、相手も浮気などしないものです。依存、束縛、言葉の使い方など、何か幻滅させるようなことをしていないか、「別れの原因に潜む原因」を考えて、次回は同じミスを繰り返さないようにしましょう。

最後に仕事。連絡ミスや勘違いなど、「ついうっかり」という事故はベテランの40代でも起きることです。しかし、あなたの「うっかり」は、たまたま今まで誰も指摘しなかっただけで、毎回、相手をムッとさせてしまっていたかもしれません。

「今まで同じことをしても怒られたことなかったのに……あのお客さんは怒りっぽいなあ。今回は謝っておくか」で済ませてしまう人は「怒られた」という結果にフォーカスが当たってしまい、仕事がいつもうまくいきません。

今まで結果を「10」で見ていた人は、ぜひ結果を「2」、原因を「8」にして物事を見てください。もちろん、悪いことだけではなく、「今回、契約につながったのは、連絡ミスを大幅に減らしたから」など、いいことも「2：8」目線で見て積み上げていけば、自分の成長にもつながり、何度でも同じことが再現できるはずです。

check!

結果よりもそれが起こる原因に着目する

3 感情の整理をしてから眠りにつこう

朝、仕事に行くとき、僕は必ず、玄関で妻や子供を抱きしめ、「これでお互い最後かも」という気持ちで玄関を出ます。そんな話をすると、たいていの人は、「ずいぶん夫婦仲がいいんですね」と驚きますが、「これで最後かも」と毎日、思っているから仲がいいのです。

「死ぬわけがない。この日常がずっと続くだろう」と考えていれば、家族とケンカしてもすぐに仲直りする必要がないし、帰ればどうせまた会うのだから、玄関からサッと出てもいいわけです。しかし、どんなに気をつけていても、工事現場から鉄骨が落ちてきたり、暴走トラックに跳ね飛ばされて即死するかもしれません。僕は全国各地に飛行機で飛び回っていますから、もしかしたら死ぬ確率は人よりも高いかもしれないのです。どんな偉い人でもお金持ちでも、明日のことは分かりません。命はお金や名誉で買えないのです。

「朝、生まれて、夜、死ぬ」。そう考えると、あなたが、今、もやもやしていることがあれば、翌日に残したまま死にたくないですよね。友達とケンカしたなら、すぐ電話をかけて仲直りをしたほうがいいし、もし、今日できないのであれば、「明日の朝にごめんと言おう」と、行動を決めたり、考えをまとめてスッキリしたほうがいい。

もっとも、ケンカしたままでも、「別にいいや」と思う相手なら、忘れ去りましょう。もともと、たいした友達ではなかったのです。ポイントは、「明日、死んでも後悔しないかどうか」です。悲しんだり、悩んだり、怒ったままで寝てしまったら、睡眠の質も下がるし、翌日もげんなりしたままです。

「今日と明日はつながっていない」と思ってケリをつけてから眠るクセをつけてみましょう。そう考えると、「隣の席の上司が嫌」「サッカーチームで嫌なやつがいる」「憂鬱なプレゼンがある」など、自分の悩みが小さく思えてきませんか？

人にとって「寝る」というのは、食べること以上に体や脳を回復させてくれる大事な行為なのです。日中、腕を使いすぎて痛かったり、足がむくんでいても朝起きたら治っていたということはありませんか？　風邪を引いたときの頭痛も喉の痛みも寝ることによって回復するのです。きちんと眠れる人は、自律神経のバランスが整い、免疫力が高まると言われています。しかし、ストレスや悩みを抱えたまま眠っても、脳内から分泌されるストレスホルモンが作用し、体の不具合もきちんと回復してくれません。

●不安なことは書き出してから眠ろう

序章でいい睡眠ができるよう、夜の時間をマネージメントしているサッカーの長谷部誠選手のお話をしましたが、なかでも感情の整理をしてから眠ることを大切にしているそうです。その感情の整理の方法で、どうしても考えるだけではスッキリできない人におすすめの方法があります。それは、「書き出すこと」です。常にプレッシャーと闘うオリンピック選手も取り入れている人がいると聞いたことがありますが、ビジネスマンも毎日、たくさんのプレッシャーを受けていますよね。もやもやした時は、眠る前に、自分の不安な感情とその理由をノートに書き出してみましょう。

「明日のプレゼンが不安だ」「なぜなら苦手なクライアントだから」「なぜ苦手かというと、嫌味が多いから」

「書いたところで、嫌味なクライアントがいなくなるわけでも、プレゼンを代わってくれる人がいるわけじゃないし」と思うかもしれません。または、「書くことで現実を突きつけられる気がして、さらに憂鬱になるんじゃないか？」と不安になる人もいるでしょう。

しかし、**漠然とした不安はいったいどこから来るのか書き出してみることで、自分が何を不安に思っているのか、はっきりします。こうして発散させることで自分を客観的に見られるようになるのです。**そして書いたノートは、枕元に置かず、勢いよくパタンと閉じたら目の届かないところに置いて忘れましょう。

check!

今日と明日はつながっていない、と心得て物事に臨む

4 すべての行動を意識的にすると1週間で自分が変わる

待ち合わせの合間にホッと一息つきたくて、カフェに入ることがあります。ある日、次の打ち合わせの前に、クライアントと話す内容をシミュレーションしようと目を閉じると、隣から、ドン！（コーヒーカップを置く音）、ガン！（椅子を引く音）、ドスッ！（座る音）と激しい音がして目が覚め、集中力が切れてしまいました。

隣の席には、僕と同じ歳くらいの40前後の男性。彼はノートパソコンを取り出し、打ち始めましたが、バシッ！　バシッ！　と、パソコンをどれだけ憎んでいるのか、これでもか、これでもかとキーボードを叩いています。かわいそうに、パソコンの寿命は短そうです。カフェの壁には、「キーボードの音は静かに」と張り紙もあります。よっぽど叩く音が大きすぎる人と、それをうるさいと思っている人がいるのでしょう。

昔の日本人は所作が静かでした。スッと立つ、スッと座る、音を立てずに歩く、静かに置くという基本動作には、耳障りな音や無駄な動きはありません。茶道や弓道、合気道に剣道も、やってみた人なら分かると思いますが、達人ほど無駄な動きがなく美しいのです。そして相手を尊重しながら、自分の道を極めます。

隣でキーボードを割れんばかりに叩いている男性は、内心、「こんなにバリバリ仕事をしている俺はかっこいい」と悦に入っているのかもしれません。いいえ、周囲の目を見てください。みんな眉間にシワを寄せていますよ。男性は、誰もまわりの人を尊重していませんし、無駄な動きだらけで美しくありません。40代にもなっても、そんなことが分からない人に、仕事の依頼はしたくないですよね。

第1章の第1節「意識してやる日々の生活習慣」のトピックスで、スマホをいじりながら食事をする習慣を改め、料理を意識しながら食べるようになったら痩せたという社長さんのお話を覚えていますか？

実は、**この「意識する」ということを食事だけではなく、日々の生活全体に広**

げてほしいのです。クローゼットや食器棚を開けると、ただなんとなくバーゲンで買った洋服がお皿が並んでいる人は、これから物を買うときに「本当にこれは必要か？」「なぜこれを買うのか？」と意識して手に取るようにしてください。

●40代こそ本当に必要なものを考える

40代にもなれば、学生時代よりも荷物は増えていきます。クローゼットの奥に何年も開けていないダンボールはありませんか？　ほとんど読み返さない本が本棚に並んでいませんか？　部屋がいっぱいだから、引っ越そうかな？と思ったら、まず物を選別してみてください。

第1章で僕の荷物が少ない訳を書きましたが、必要なものだけを厳選すると愛着が湧き、大切に扱うようになります。このカップが割れたら代わりのものがないので、ゆっくり置くようになります。カフェのカップはたくさんあるけれど、物を大事にする習慣のある人は、カフェだろうと友人の家だろうと同じように大事に扱うのです。それはコーヒーをいれてくれたカフェの店員さんや友人を尊重することにもつながりますよね。

ちょっとした動作を意識する。理由を取捨選択をする。毎日を丁寧に生きる……そんなお金のかからない習慣ひとつで、40歳以降の毎日が愛おしくなっていくはずです。

check!

毎日を丁寧に生きる、すべてを意識して行動する

5 ストレスを正面から受け取らない方法

エレベーターを待っていたら、各階に止まって全然、降りてこない……電車に乗ろうとしたら電車が遅れている……仕方なくタクシー乗り場に行ったら長蛇の列……。打ち合わせに遅刻したらクライアントが渋い顔……。外に一歩出れば、ストレスだらけ。さきほど、感情を整理してから眠りましょうとお伝えしたばかりですが、私たちは毎日、キリがないくらいのストレスにさらされています。

ではどうしたら、この大量のストレスを消化できるのでしょうか？　いちいち受け止めていたら身が持ちませんし、受け取って判断して流せるものは流しましょう。物の整理・処分などと一緒です。では、何を基準に流す、流さないを決めたらいいのでしょうか？　もちろん、怒りやストレスの度合いは人によりますが、ストレスを3段階に分けて考えてみましょう。

●3段階のストレス

1　ストレス　大
肉親の死、失恋、離婚、事故、リストラ、友人の裏切り、パワハラ、病気
2　ストレス　中
怪我、風邪、プレゼン失敗、友人が約束を破った、飛行機が飛ばない、上司の嫌味、恋人とのケンカ
3　ストレス　小
すれ違いざまに肩がぶつかる、電車が遅れる、赤信号で引っかかる、傘を忘れた、入った店がまずかった、メールの量が多い、店員さんが遅い

何かあったときに、「これはストレス小！」「これはストレス中！」と分けるようにします。まず、小さなストレスは、さっと流します。流しているうちに、ストレスだとも感じなくなります。

・すれ違いざまに肩がぶつかる↓この人、腹立つ！ぼんやり歩いているからだ！↓次はうまくよけるようにしよう。
・電車が遅れる↓急いでいるときに、困ったな〜↓こういう日もあるよね。重要な会議の日でなくてよかった。
・入った店がまずかった↓おいしくないなあ。千円損した！↓友達を誘わず一人で入っておいてよかった。リサーチできたと思えば安いもの。
・店員さんが遅い↓このレジだけ進まないよ〜。早くしてくれ！　↓頑張っているなあ。新人のころは皆、一生懸命だよね。

どうでしょうか？　マイナスをプラスのイメージに捉えるだけで、だいぶ違って見えるはずです。あなたがイライラするとまわりの人にもイライラが伝染します。逆に、優しい気持ちも伝染するのです。あなたがストレスの根源にならないよう、気をつけましょう。

そしてストレス「中」。この場合は流せません。風邪や怪我は気の毒ですが、寝て回復を待つしかないのです。ただ、イライラを残したまま眠ると、睡眠の質が下がり回復も遅れます。ですから、今の現状を嘆くのではなく、「治ったら何をしようかな？」「だんだん良くなってきたようだ」と、いい方向に考えを持っていきましょう。

友人が約束を破った場合、「対決するだけ損！」と思うのであれば、それだけの縁だったのですから、「ま、いいか」と流してしまいましょう。ある人が、「友情には賞味期限がある」と言っていました。なんだか冷たい言葉ですが、お互い成長していくなかで、方向が違ってくるのは仕方がないことです。一生、友情が続くことのほうがまれなのです。「何か違うな」と感じたら無理に一緒にいる必要はありません。反対に大切な友人の場合、はっきり自分の気持ちをぶつけてみましょう。その時、「君だから正直に言えるのだけど」「ずっと付き合っていきたいから、なあなあにしたくない」と、大切に思っていることも同時に伝えましょう。

では、仕事関係はどうでしょうか？　友達や恋人は自分の判断で会わないこともできますが、イヤでも嫌いな上司とは毎日、顔を突き合わせなくてはなりません。社内で頼れる人に相談するなど、一度、解決に向けて動いてみてダメなら、「この人は反面教師。自分もこうならないように気をつけよう」「会社はすべて気の合う人なわけがない。この程度で良かった」などと、心の中でつぶやいてみましょう。嫌なことを言われても「はい、はい」と余裕を持ってうなずいているうちに、気にならなくなってきます。

では、最後に人生で一番、二番を争うほどのショックなことが起こったら、どう対処しますか？　大事に育ててくれた親を亡くしたり、もしくは大事に育てていた子供が亡くなる人もいます。過度なストレスやショックでうつになる人も多いですよね。近年ではペットロスという言葉もあるくらいです。

数年前、仲の良かった親友を亡くした時から、僕は「死なないものだと思うな」と自分に言い続けています。「眠り」のお話でも話しましたが、いつ人は死ぬか、自分で決めることができません。もちろん、亡くなれば悲しいし、なかなか立ち直れないかもしれません。しかし、普段から考えていれば、立ち直りの速度は早いのです。いつまでもメソメソしていては、天国に行った人も気が気ではないかもしれません。

それでは、失恋や離婚はどうでしょう？　長年連れ添った夫婦がドロドロの裁判の末、別れたり、結婚直前までいったのに破局したなんてことは日常茶飯事です。結婚式場に勤める友人に聞いたら、「結婚式のドタキャンは多いよ～。びっくりしたのは当日のドタキャン。前日に新婚夫婦が大ゲンカをしてね……。親族や友人の方々が正装して来てしまったこともあって……。あの時は大変だったなあ」と苦笑いしていました。

もし、離婚したり、別れて長い間、ひどく落ち込んでいる人がいたら、それは相手によっぽど依存していたのでしょう。落ち込むのは仕方がありませんが、引きずりすぎると性格や顔つきまで変わってしまいます。「ああ、離婚してよかった。一人の時間を満喫しよう」「結婚しないでよかった、もっといい相手を見つけよう」と、気持ちを切り替えましょう。そして普段からどんなに美人でも依存してくる相手は避け、自分自身も彼女に依存していないか問いかけましょう。

小さいストレスは流し、中くらいのストレスは判断し対処し、大きなストレスは事前に準備する。これでストレスに振り回される時間がぐんと減るはずです。

check!

ストレスは大きさ別に対処の仕方を変える

6 成功に導く決断とは何かを手放すこと

大晦日の夜、街に響く除夜の鐘。人間には108つの煩悩があるといいますが、なぜ108なのでしょう？「眼・耳・鼻・舌・身・意」の六根にそれぞれ悩みが6つ、さらに過去、現在、未来にも悩みがあるとして、6×6×3＝108つとする説と、仏教では「108」という数は「たくさんある」ことを示す数字なので、必ずしも108とは決まっていないという説があります。いずれにせよ、人間の欲には限りがないということを教えているのでしょう。

何を持って成功とするかは、その人次第ですが、僕が「成功している」と認めた人は、皆、執着しない人たちです。逆に、いつまでも成功できない人に限って、さまざまなものに執着します。地位や名誉、お金に物、昔の価値観など、しがみついて離しません。

手放すのが恐ろしいという気持ちは分からなくはないのです。僕も昔は部屋はいらない物だらけなのに捨てられず、人間関係にも古い価値観にも執着し、108どころか200〜300くらいの煩悩はあったような気がします。人は変わりたくない生き物です。しかし、役所を辞め、肩書きを捨て、物を捨て、人間関係にこわだりがなくなり、いろいろ手放したことによって、新しい価値観や人間関係を築けたのです。

執着しなくなると気持ちが楽になります。最近のことですが、東京のある会社が、契約金を払わず逃げてしまいました。追いかけるエネルギーと数十万円、天秤にかけて契約金は捨てました。追いかけている時間を使って数十万円を稼いだほうがいいと思ったのです。怒りに任せて追いかければ、自分のエネルギーが下がっていきます。スタッフたちには、「だめですよ!」と叱られましたが。

●早く結論を出せば引きずられない

これが1千万円だったり、捕まえれば謝るような社長なら話は別なのですが。

ただ、負のエネルギーを抱え、ずっとモヤモヤしているより、早い段階で行動を天秤にかけ、結論を出してしまったほうが引きずられないですむのです。

何か事故に遭ったと思ってあきらめる。「おかげで人を見る目ができたし、次の契約では、前金で半分もらうことにしよう」など、取り引きの勉強をしたと思えば安いものです。それでも、腹立たしい思いが続くという人がいたら、普段から言い方や口癖を変えてみたらどうでしょう？

映画の寅さんに出てくるタコ社長はよく「不景気だ！」「大変だ！」というセリフを吐きながら団子屋にやってきます。でも、明るく元気に言うので、イヤな気分にならないのです。これが暗く重く言われたら、なんだかこちらも暗くなりますよね。「困った、困った」「疲れたなあ」「どうしよう」「やんなるなあ」という言葉をついため息とともに言ってしまう人、それなら言わないほうがいいです。明日は明日の風が吹く！　そんな気分で「どうにかなるさ」「ま、いいか」を口癖に1週間、過ごしてみてください。

勤勉で真面目な日本人には難しいかもしれませんが、**「いつか死ぬ」「いつか壊**

れる」「いつか別れる」と考え、生きることにも物にも人にも執着せずにいれば、生きることが軽く楽になりますよ。

check!

執着することをやめれば、成功は近づく

7 繰り返すのではなく積み重ねる思考を身に付けよ

今やテレビでも大活躍の林修先生、流行語大賞にもなった「今でしょ！」は、迷える受験生に言い続けてきた、シンプルだけど大事な言葉だと僕は思います。「食欲一瞬、デブ一生」と誰が言ったか、太っている人には心にグサッとくる言葉ですが、「ま、明日からダイエットすればいいや」と言って夜遅くまでビールを注文してしまう人は、いつまでも、いつまでもやらない人です。50代になって今よりももっと醜く太ってしまう前に、40代の今、取り組んだほうが、何倍も楽なのです。健康は人生の全てではないけれど、「明日、明日」と言っているうちに、避けられない苦しみがやってきます。それなら、「今でしょ！」と気持ちを奮い立たせましょう。

健康も仕事も趣味も、すぐには結果が出ません。僕は10年前、これから健康をビジネスにする、そして40歳で健康に関する本を出すと宣言したら、まわりの人は皆、「まさか！　無理だよ」と大笑いしました。たった一人だけ、味方になってくれた友人が編集さんを紹介してくれたのですが、あっさり、「ちょっと難しいねえ」と言われて、がっかりして帰ったことがあります。良く考えれば、当時、実績も少なく、無名の僕が本を出したところで、ちっとも売れなかったでしょう。

でも、僕は歩みを止めませんでした。名前がないならこのビジネスを成功させよう、健康に幸せに暮らせるようになった卒業生が増えれば本を出せる日が来るだろうと前向きに考え、少しずつ思いついたことをメモしていきました。

皆の予想に反して、僕は家や結婚、仕事や出版、そして健康も、手帳に書いたとおりに夢が叶いました。特殊な才能があったわけではなく、ごくごく平凡な男です。豪華な家ではないけれど、自分に合った生活環境を手に入れましたし、いつか出したかった本も出版できたのです。

もし、今日歩くのを止めたら、明日はそのぶん走らないといけません。歩くための筋肉は女性と一緒でお付き合いが大変です。1日筋肉のケアをサボると、元に戻すまでに3日かかります。女性には毎日、メールをしてあげないとならないように。毎日1ミリずつ努力して沸点に達したとき、ようやく夢が叶います。

けれども歩くのも走るのもやめた人は、後で「歩みをやめなければよかった」と後悔する時が必ずきます。ガンになった人たちは、「あのとき、暴飲暴食をやめていたら」「タバコをやめていたら」「きちんと睡眠をとっていたら」と後悔するのです。また、勤めていた会社がつぶれたとき、「先のことを考えておくんだった」「技術を磨いておくんだった」と途方に暮れることもあるでしょう。

一度、安定してしまうと行動するのが怖くなりますよね。僕も役所を辞めたときは、「もったいない。首になることがない職場なのに」とよく言われました。けれども、行動しなければ、成功も失敗もありません。

行動しても失敗はつきもの。知り合いに聞いた話ですが、「失敗したくない」と思って行動すると40パーセント、「絶対に成功してやる」と思って行動すると70パーセントが成功するそうです。同じ目標であっても、モチベーションの違いでこれだけの差が生まれるんですね。失敗したくない人はどこかで行動にブレーキがかかってしまっているのでしょう。しかし、「成功してやる」と思っていた人のうち、30パーセントの人は成功できません。けれども、この失敗を結果と思うかプロセスと思うかで、次のステップが違ってくるのです。

何かに取り組めば、笑われることも、失敗も必ずあります。しかし、そこから目を背けず、きちんとフィードバックして、次の対策を立てることができれば、毎日、1ミリずつでも上がっていきます。けれども、ちょっとやってみてダメだったから、別のことにも手を出してみる……という繰り返しをしている人は同じところをぐるぐる回っているばかりで、先に進むことはありません。実はぐるぐる回っているだけのほうが、大きなチャレンジもなく、そのぶん、大きな失敗もなく安全なのです。けれども、やりたかったことを、やらなかったことが一番の失敗となる日がきます。

本書では大事なことなので、何度でも言いますが、バナナダイエットがダメならリンゴダイエット、フラフープがダメならロンググブレスダイエット……と本質を見極めないで安易な情報に振り回され、ただぐるぐる回っているだけの人は永久にステップアップできません。「なぜ太ったのか？　自分に甘いから」「ケーキをやめよう」「酒はダイエットに成功するまで絶とう」「10時には眠ろう」など**自分の今までできなかったことにチャレンジし、積み重ねていける人は確実に少しづつ高い壁を乗り越え、自分を成長させ新しい世界を見ることができます。**ダイエットや健康だけではなく、仕事やスポーツも同じですよね。

人生は、自分の可能性を楽しむ旅。やることを恐れるのではなく、やらないことを恐れて生きていくほうが後悔しない人生を送れるはずです。人生はたくさんの可能性に満ちています。**40歳はまだまだこれから。人生のあと半分を素晴らしい日々に変えるためにも、勇気を持って一歩を踏み出してください。**

check!

常に先に進むという思考が夢を叶える

あとがき

僕がこの仕事に情熱を注ぎ続ける理由は、34歳で亡くなった友人の遺言を守り続けたい気持ちがあるからです。

彼とは7歳からの付き合いでしたが、社会人になってからは年に1回会うかどうか。時には会うのが2〜3年ぶりになることもありましたが、会えば一瞬でその時間は縮まりました。

たまに会えばいつも冗談を交わし合うけど、彼は僕が何か困難に立ち向かうときいつも「ケイジュなら大丈夫だよ」って言ってくれました。

健康を伝えることを仕事にしようと決めたときも、周りからは「健康を商売にするなんて難しい」と言われました。でも、彼だけは「ケイジュなら大丈夫よ」って言ってくれたのです。

そんなある日、別の友人から、

「彼がガンで入院した。余命半年もない」と連絡を受けました。

僕は直ぐに病院の場所を聞こうとしたのですが、「啓樹には見られたくない」と固く口止めされたらしく、教えてもらえなかった。その次に連絡が来たときは、彼が亡くなったときでした。


彼は生まれて4か月の子供を残して死んだ。

彼は自分がガンであることを知らされていなかったのです。彼は最期に何を思ったのだろう？

「俺が退院したら、生まれてきた子供のためにも健康になる。だから啓樹のプログラムに沿った料理を作ってね。やっぱり健康が一番だね」

通夜のとき、奥さんから彼がそう言っていたと伝えられました。

そして「彼のためにも健康であることの大切さを広めてね」とも。

僕は半分嬉しかったけど、半分は悔しかった。もっと早く彼にプログラムを組んであげていたら、もしかしたら……。

「今日という一日は彼が後一日生きたい！　と思った一日」。

だから僕は立ち止まるわけにはいかない。

もっともっと一人でも多くの人に健康であることの大切さを広めていく！

「健康を文化にする」

それが僕の使命なのです！　彼に笑われないためにも。

二〇一五年一〇月

ダイエットアカデミー代表　上野啓樹

読者のみなさまへ

特別プレゼントがあります！

present その1

▶インタビュー動画（約10分間）

著者 上野啓樹によるインタビュー

読者の代表者が著者に質問しているインタビュー動画です。
本書の価値をより深くご理解いただけます。

present その2

▶ダイエットアカデミーのメール講座

人生最後のダイエット

人生で２度ダイエットする人は３度目もします。
これを機に、人生最後のダイエットにしませんか？

present その3

▶特別書き下ろしＰＤＦ

★決断とは手放すこと

今のままの延長線上には現状維持すらありません。
下降の一途をたどるだけです。
今の自分を変える方法を覗いてみませんか？

**いますぐ下記のURLにアクセスし、
この３つのプレゼントをまとめてお受け取りくださいませ。**

無料ダウンロード用ページ

http://upperfieldjapan.com/healthmanagement/

理想的な一日の流れ

時間	行動	水	備考
5：00	起床		毎朝同じ時間に起きる
	自分自身の目標、目的を確認		目標目的からブレていないか？
	トイレ、手洗い、口濯ぎ、うがい、洗顔		リズムよく
5：10	体重計測→すぐに報告	1.0L	水を飲む前に計る。
5：20	常温の水を 500mL を15 分かけて飲む		ガブ飲みしないようにゆっくり飲む
	軽くストレッチ		ラジオ体操や散歩でも OK!
6：00	新鮮で水分の多いフルーツをお腹いっぱい食べる		常温で水分の多い新鮮なフルーツから食べる
10：00	お腹が空けばバナナを食べる		
12：00	昼食		サラダから食べ、しっかり噛んでゆっくり食べる
	食後 20 分までのお昼寝		3 分間を閉じるだけでも OK
15：00	間食するならドライフルーツ、ナッツ、ハチミツ	1.5L	無塩、無糖、無漂白のものを選びましょう
19：00	20 時までに夕食を食べ終える		サラダから食べ、しっかり噛んでゆっくり食べる
21：30	湯船に浸かる		シャワーだけで済まさない
	ゆったりとしたストレッチ		寝るための準備をする
	自分自身の目標、目的の確認		一日を振り返り、明日の改善点を確認する
22：00	就寝		

書き込み式　日々のチェック表

毎日の記録を夜、決まった時間につけましょう。数字や体調の変化を書き込むことで、自分がどれくらい目標に近づいているのが分かります。

●目標

____月____日までに____________________のために____キロやせる！

・日にち　____月____日（____）
・今日の体重______kg
・今日の体脂肪率______％
・前日の就寝時間____：____
・今日の起床時間____：____
・今日の便____：____

・目標達成まであと______日
・目標達成まであと______kg
・今日の体温______度
・ゴールデンタイムに何時間、眠れた？______時間
・目覚めは？　良・普通・悪い
・朝すっきり出た？

今日の食事

※時間を入れて食べたものを書く。

〈例　7:00　梨2個、リンゴ2個、桃1個、10:00　バナナ1本、12:30　大盛りサラダ（レタス、キャベツ、トマト）、スープ（空豆、ジャガイモ）、15：00　ハチミツ大さじ2杯、ドライいちじく2個　19：00　サラダ（ダイコン、カイワレ、ニンジン）、蕎麦、焼き魚1尾、冷奴半丁〉

・今日の水の量____L

・１日の目標２.５Ｌは
達成・達成できない
→あと____L

・入浴時間____：____

・湯船には浸かった？　浸かった・浸からない

今日の体調と感想

〈例：昼間、快調だったか？　昼寝はしたか？　夜はよく眠れたか？　食事は理想どおりか？　体重は思ったように落ちているか？　など〉

改善点

40歳からはカラダで差がつく!
エリートの最強コンディショニング

2015年10月29日　第1刷発行

著者　上野啓樹
発行者　石﨑 孟

発行所　株式会社マガジンハウス
〒104-8003 東京都中央区銀座3-13-10
書籍編集部　☎03-3545-7030
受注センター　☎049-275-1811

編集協力　白石あづさ
イラストレーション　中川原 透
装丁・本文デザイン　萩原弦一郎＋藤塚尚子（株式会社デジカル）

印刷・製本 図書印刷株式会社

ISBN978-4-8387-2795-7　C0095